Low Carb High Fat
Der Nährwert-Kompass

PROF. DR. JÜRGEN VORMANN

PROF. DR. RER. NAT. JÜRGEN VORMANN

(geb. 1953) studierte Ernährungswissenschaft an der Universität Hohenheim, Stuttgart und promovierte dort im Fach »Pharmakologie und Toxikologie der Ernährung«. Die Habilitation und »Venia Legendi« für das Fach Biochemie erlangte er am Institut für Molekularbiologie und Biochemie der Freien Universität Berlin und wurde dort zum Professor ernannt. Hauptarbeitsgebiete: Biochemie und Pathophysiologie von Mineralstoffen, Spurenelementer und Vitaminen sowie Säure-Basen-Haushalt. Er veröffentlichte bislang über 220 Publikationen in wissenschaftlichen Zeitschriften, Monografien und Lehrbüchern.

Prof. Vormann leitet das Institut für Prävention und Ernährung (IPEV) in Ismaning bei München und ist im Beirat verschiedener wissenschaftlicher Gesellschaften.

Ein Wort zuvor

»Low Carb« ist seit einigen Jahren der Renner in der Diätszene. Und tatsächlich ist die Vermeidung großer Mengen an Kohlenhydraten unserer Gesundheit zuträglich. Ein reduzierter Verzehr von Zucker, Stärke und Konsorten ist aber automatisch damit verbunden, anderen Kalorienträgern in unserer Nahrung mehr Beachtung zu schenken. Übrig bleiben da nur Eiweiße und Fette. Ein hoher Konsum von Eiweiß, insbesondere Fleisch, kann jedoch mit einigen, nicht nur ökologischen, sondern auch gesundheitlichen Nachteilen verbunden sein.

Als Ausweg aus dem »Dilemma« bietet es sich an, mehr Fett zu essen. Während Fett früher das Image des »Igitt«-Lebensmittels anhaftete und am Frühstückstisch der Fettrand vom Schinken akribisch abgeschnitten wurde, erkennen heute mehr und mehr Menschen, dass der Konsum von Fett durchaus auch Vorteile bieten kann. Glücklicherweise ändert sich seit einiger Zeit auch die Einstellung der Wissenschaft zum Konsum von Fett, neue Studien werden angestoßen und das negative Image wird zunehmend widerlegt.

Fett ist allerdings in unseren Lebensmitteln in unterschiedlicher Menge und in qualitativ unterschiedlicher Form enthalten. Nicht zuletzt ist es natürlich auch häufig mit Kohlenhydraten vergesellschaftet. Die Tabellen in diesem Buch sollen Ihnen Hinweise darauf geben, wie viele Kohlenhydrate und Fette in den jeweiligen Lebensmitteln enthalten sind.

Bei der Ernährungsumstellung auf Low Carb High Fat (LCHF) darf man aber nicht vergessen, dass andere Inhaltsstoffe nun noch wichtiger werden. Die vermehrt gebildeten Säuren müssen neutralisiert werden, wozu wir ausreichend Basen benötigen. Auch ist häufig die Zufuhr von Magnesium zu gering.

Eine vernünftige Kombination aus magnesiumreichen Lebensmitteln mit wichtigen Basenträgern und den notwendigen Fetten bei gleichzeitiger Beachtung der Kohlenhydratzufuhr gewährleistet einen guten Einstieg in die neue Art der Ernährung.

Die Tabellen in diesem Büchlein sollen Ihnen helfen, die richtigen Lebensmittel für diese ›Low-Carb-High-Fat‹-Ernährung auszuwählen.

Prof. Dr. rer. nat. Jürgen Vormann

Low Carb High Fat – was steckt dahinter?

Abnehmen mit LCHF

Leider ist Übergewicht ein Problem unserer Zeit. Die Ursache für Übergewicht ist vor allem eine falsche Nahrungsauswahl, mit der wir über Jahre die Fettspeicherung fördern und gleichzeitig den Fettabbau hemmen.

Wie können wir nun diesem Teufelskreis entkommen und unser normales Körpergewicht zurückgewinnen?
Die einfache Antwort »Verzicht auf Fett« ist falsch. Das Problem sind vielmehr zu viele Kohlenhydrate in unserer Nahrung. Zucker, Pasta, Brot und Kartoffeln sorgen dafür, dass Fett gespeichert und nicht mehr ausreichend abgebaut wird. Das Resultat: Wir werden zu dick.
Das lässt sich aber vermeiden, denn mit fettreicher und zugleich kohlenhydratarmer Ernährung können wir den Stoffwechsel umstellen und sogar abnehmen.

Kohlenhydrate – gut und schlecht zugleich

Aus vielen archäologischen Funden kann man schließen, dass während des größten Teils der menschlichen Evolution, also über einige Millionen Jahre hinweg, konzentrierte Kohlenhydrate in der täglichen Ernährung die Ausnahme waren.

Erst nach Entwicklung der Landwirtschaft vor ungefähr 10 000 Jahren begann Getreide zur Hauptnahrungsquelle zu werden. Getreide enthält Kohlenhydrate in konzentrierter Form und lässt sich gut aufbewahren. So hat es unseren Vorfahren eine verlässliche Nahrungszufuhr gewährleistet und das Sesshaftwerden sowie die Entwicklung moderner Gesellschaften ermöglicht.

Allerdings erkennt man nun mehr und mehr, dass diese positiven Aspekte der Kohlenhydrate durch die negativen Folgen eines zu hohen Kohlenhydratverzehrs in unserer Zeit abgelöst werden.

Die im Getreide enthaltene Stärke wird in unserem Verdauungstrakt zu Glukose (Traubenzucker) abgebaut. Zusätzlich gelangen mit unserer heutigen Nahrung große Mengen an Kohlenhydraten, auch durch den Konsum von Haushaltszucker (Saccharose) und süßem Obst, in unseren Körper. Haushaltszucker (ab jetzt einfach Zucker genannt) besteht aus einer Verbindung von Glukose und Fruktose (Fruchtzucker) und wird in unserem Körper schnell in diese beiden Bestandteile zerlegt. Den süßen Geschmack des Obstes verdanken wir überwiegend dem Fruchtzucker. Die Süßkraft von Fruchtzucker ist sogar größer als die von Zucker.

Ein süßer Geschmack hat unseren Vorfahren gezeigt, dass es sinnvoll wäre, diese Lebensmittel schnell zu verzehren, denn in der Steinzeit waren energiereiche Lebensmittel stets Mangelware. Wir sind daher massiv auf Süßes geprägt und unser Unterbewusstsein signalisiert uns: Stehen bleiben und aufessen!

Wechselspiele zwischen Kohlenhydraten und Fett – die Kohlenhydratfalle

Grundsätzlich sind Kohlenhydrate die Energiequelle, auf die der Körper zuerst zugreift. Glukose ist für ein funktionierendes Nervensystem essenziell notwendig und muss stets in bestimmten Mengen im Blut vorhanden sein, um unser Gehirn zu versorgen.

Langfristig führt eine zu hohe Konzentration im Blut jedoch zu negativen Folgen. Wir müssen deshalb dafür sorgen, dass einerseits jederzeit ausreichend Glukose im Blut vorhanden ist und andererseits ein Zuviel an diesem Zucker vermieden wird.

Wie gelingt diese Balance, bei der sehr unterschiedlichen Zufuhr von Kohlenhydraten von außen?
Stellen Sie sich ein üppiges Mahl mit großen Mengen Pasta oder Brot vor. Die darin enthaltene Stärke wird im Darm gespalten, und der Glukosegehalt im Blut steigt an. Da unser Gehirn bevorrechtigt durch die Glukoseaufnahme aus dem Blut versorgt wird und nun ausreichend Energie zur Verfügung steht, kann es seine Funktionen gut erfüllen. Das merken wir daran, dass wir uns wohlfühlen. Ist ein Übermaß von Glukose im Blut vorhanden, so wird dieses jedoch auch sehr schnell wieder entfernt – insbesondere unsere Muskeln verbrennen dann ausschließlich Glukose und speichern sogar einen Teil des Überschusses.
Weitere Glukose wird von der Leber aufgenommen, und auch dort werden Kohlenhydratspeicher aufgefüllt. Sind die Speicher voll, gelangt aber oft noch weitere Glukose

aus der üppigen Mahlzeit in unseren Körper: Dieser Glukoseüberschuss wird dann in Fett umgewandelt.

Oft verzehren wir bei einer Mahlzeit nicht nur Kohlenhydrate, sondern zugleich auch Fett. Da dem Stoffwechsel zu diesem Zeitpunkt ausreichend Glukose zur Verfügung steht, besteht keine Notwendigkeit, dieses Fett zu verbrennen – also ab damit in den Speicher. Erst, wenn der Glukosegehalt im Blut wieder auf Normal abgesunken ist, wird das vorher verzehrte Fett verwendet – oder eben nicht, denn das Absinken der Blutglukosekonzentration wird uns durch ein untrügliches Zeichen signalisiert: Wir bekommen Hunger.
Geben wir diesem Hunger nach und verzehren wieder Kohlenhydrate, so werden wiederum diese zuerst abgebaut, und das vorher gespeicherte Fett bleibt weiterhin im Fettgewebe stecken.

Natürlich kann man diesen Prozess auch unterbrechen, indem man entweder dem Hunger nicht nachgibt – zugegeben, kein einfaches Unterfangen –, oder aber den Verbrauch von Glukose ankurbelt. Bei Bewegung verbraucht der Körper Glukose – allerdings bei Weitem nicht in so großen Mengen wie von den meisten erhofft. Wir stecken mit unserer weitverbreiteten Art der Ernährung also in einer Kohlenhydratfalle.

Insulin – zu viel ist schlecht, zu wenig aber auch

Zur Aufnahme von Glukose in die Muskel- und Fettzellen benötigt der Körper das in der Bauchspeicheldrüse produzierte und allseits bekannte Hormon Insulin. Mit dessen Hilfe werden die Transportsysteme in den Zellen aktiviert und der Weg für die Glukose ist frei. Sobald diese in den Muskel- und Fettzellen angekommen ist, dient sie in erster Linie der Energiegewinnung.

Zudem ist Insulin dafür verantwortlich, dass der Glukosestoffwechsel im Gehirn optimal abläuft. Jedes Mal, wenn nach einer Mahlzeit Glukose ins Blut gelangt, wird aus der Bauchspeicheldrüse Insulin freigesetzt – und zwar umso mehr, je mehr Glukose anflutet. Insulin schleust Glukose in die Zellen ein und sorgt gleichzeitig dafür, dass die Verwendung von Fett als Energielieferant gestoppt wird.

Grundsätzlich gilt also: Solang viel Insulin im Blut vorhanden ist, wird Fett nicht abgebaut, sondern gespeichert. Und eine kohlenhydratreiche Mahlzeit sorgt dafür, dass so viel Insulin freigesetzt wird, dass es auch einige Stunden nach dem Essen noch im Blut vorliegt.
Die Insulineffekte haben somit zur Folge, dass jede übermäßige Zufuhr von Kohlenhydraten, die auch zwingend eine Freisetzung von Insulin nach sich zieht, das Fett in den Fettzellen nahezu einschließt. Unsere übliche Ernährung voller Kohlenhydrate schleppt uns somit in eine Insulinfalle, die uns dick macht.

Um seinen Stoffwechsel so zu programmieren, dass er auf das Fett als Energiequelle zurückgreift, ist es somit essenziell notwendig, die Freisetzung von Insulin so gering wie möglich zu halten.
Das hat den zusätzlichen Vorteil, dass die Produktionskapazität für Insulin in der Bauchspeicheldrüse geschont wird. In der Folge hält die geringere Menge von Insulin im Blut die Sensitivität unserer Körperzellen für dieses Hormon aufrecht. Ist die Insulinkonzentration im Blut nämlich des Öfteren sehr hoch, dann reagieren unsere Zellen zunehmend unempfindlicher auf dieses Hormon, und es werden immer höhere Insulinkonzentrationen benötigt, um die überschüssige Glukose aus dem Blut zu entfernen. Irgendwann kann es passieren, dass dies nicht mehr ausreichend gelingt. Dann wird sogar ein Teil der Glukose mit dem Urin ausgeschieden – ein erstes Zeichen für eine Diabeteserkrankung.

Eine überlastete Insulinproduktion kann langfristig zum völligen Erliegen der Insulinherstellung führen. In der Folge muss Insulin als Medikament verabreicht werden. Auch, um diesen negativen Folgen vorzubeugen, ist eine Low-Carb-Ernährung sehr sinnvoll.

Energie fürs Gehirn

Grundsätzlich benötigt unser Gehirn einen konstanten Glukosespiegel. Aus diesem Grund wird die Blutzucker-konzentration im Körper ausgesprochen intensiv reguliert. Im Ruhezustand verbraucht unser Gehirn ca. 20 Prozent des gesamten Energiebedarfs. Bei 2000 Kilokalorien pro Tag entspricht das rund 400 Kilokalorien.

Wird dieser Energiebedarf ausschließlich durch Glukose gedeckt, so benötigen wir ca. 100 Gramm Kohlenhydrate pro Tag. Etwa die Hälfte der Energie, die das Gehirn benötigt, lässt sich jedoch indirekt auch durch den Abbau von Fett decken, allerdings erst, wenn der Stoffwechsel entsprechend umgestellt ist.
Der absolute Glukosebedarf reduziert sich somit auf ca. 50 Gramm. Man muss jedoch beachten, dass Stoffwechsel und Energiebedarf von Mensch zu Mensch verschieden sind. Bei einer Low-Carb-High-Fat-Ernährung wird man im Laufe der Zeit seinen individuellen minimalen Bedarf an Kohlenhydraten selbst herausfinden. Nur bei körperlich sehr aktiven Menschen wird dieser oberhalb von 100 Gramm Kohlenhydraten pro Tag liegen.

Das Ernährungsparadox – mit viel Fett gegen Übergewicht

Je häufiger wir also Kohlenhydrate zu uns nehmen, desto weniger Fett wird abgebaut. Ein Effekt, den wir langfristig daran erkennen, dass unser Körper mehr und mehr Fettdepots anhäuft. Der Schlüssel im Kampf gegen Übergewicht liegt somit nicht primär in der Vermeidung von Fett, sondern darin, die Zufuhr von Kohlenhydraten zu verringern. Erst dann hat unser Körper die Möglichkeit, Fett – ob aus der Nahrung oder aus unserem Speicher – abbauen zu können.

Oder doch lieber viel Fleisch?

Natürlich kann man die Kalorien, die wir nicht als Kohlenhydrate aufnehmen, auch in Form von großen Portionen Fleisch, Fisch oder Käse verzehren. Dies bedeutet allerdings, dass insgesamt die Proteinzufuhr deutlich ansteigt. Normalerweise benötigt man etwa ein Gramm Protein pro Kilogramm Körpergewicht. Und auch bei einer Low-Carb-Ernährung sollten zwei Gramm Protein pro Kilogramm Körpergewicht nicht überschritten werden. Bei einem durchschnittlichen Körpergewicht von 75 Kilogramm sind das etwa 150 Gramm Protein, in Kilokalorien ausgedrückt ca. 600 pro Tag.

Das reicht üblicherweise nicht aus, um unseren Energiebedarf zu decken. Auf Dauer mehr Proteine zu verzehren, ist jedoch ungesund. Proteine sind aus verschiedenen Aminosäuren zusammengesetzt, die wir einerseits als Brennstoff und andererseits als Baustoff, zum Beispiel für den Aufbau von Muskelmasse, brauchen.
Aminosäuren enthalten chemische Elemente, insbesondere Stickstoff und Schwefel, die wir wieder ausscheiden müssen, da wir nicht die gesamten verzehrten Proteine in körpereigenes Protein (Muskelmasse) umwandeln können. Eine übermäßige Proteinzufuhr belastet somit die Nieren. Also ist eine Ernährung, die ausschließlich aus Proteinen besteht, langfristig unmöglich, da die Fähigkeit der Nieren, insbesondere den abgebauten Stickstoff zu eliminieren, begrenzt ist.
Zusätzlich stellen die im Protein enthaltenen Schwefelmoleküle ein Problem dar. Schwefel kann nur als Schwefel-

säure aus dem Körper ausgeschieden werden. Ein Übermaß davon trägt erheblich zu einer schädlichen Übersäuerung des Körpers bei.

Proteine enthalten zudem einen hohen Anteil an Aminosäuren, deren Kohlenstoffskelett in Glukose umgewandelt werden kann. Daraus folgt, dass auch bei hohem Proteinverzehr der beschriebene ungünstige Effekt auf die Insulinproduktion auftreten kann. Eine relativ hohe Proteinzufuhr ist bei Low Carb zwar möglich, aber die Zufuhr kann nicht in dem Maß gesteigert werden, die notwendig wäre, um die fehlenden Kohlenhydratkalorien zu ersetzen. Aus diesem Grund kann nur eine hohe Fettzufuhr das Kaloriendefizit auffangen. Die LCHF-Ernährung erfordert deshalb ein Umdenken, was unsere Einstellung zum Fettverzehr anbelangt.

Energie aus Fett – sinnvoll für alle Körperzellen

Pro Gramm enthält Fett mehr als doppelt so viele Kalorien wie Kohlenhydrate oder Proteine. Der Gedanke, beim Abnehmen speziell diesen Teil der Nahrung zu reduzieren, lag deshalb nahe. Inzwischen weiß man jedoch, dass gerade das Fett für das Sättigungsgefühl wichtig ist. Kohlenhydrate machen wesentlich weniger satt als Fett. Fett wurde zudem oft für Krankheiten, insbesondere Herzerkrankungen, verantwortlich gemacht.

Allerdings ist inzwischen bekannt, dass wesentliche Untersuchungen dazu fehlinterpretiert oder sogar bewusst falsch gedeutet wurden. Nach neuestem Wissensstand stellt deshalb eine fettreiche, kohlenhydratarme Ernährungsweise keinen Risikofaktor für Herz-Kreislauf-Erkrankungen dar. Ob dadurch das allgemeine Risiko sogar vermindert wird, müssen die Ergebnisse weiterer aktueller Untersuchungen zeigen – erste Studien deuten darauf hin.

Fett besteht aus einem Glycerinmolekül, an das drei Fettsäuren gekoppelt sind. Beim Abbau von Fett werden die
Fettsäuren freigesetzt, die dann zum Beispiel von unserer
Muskulatur zur Energiegewinnung verwendet werden.
Übrig bleibt der Glycerinanteil, der wiederum zur Bildung
von Glukose verwendet wird. So kommt es, dass sogar Fett
einen Beitrag zur Grundversorgung des Gehirns mit Glukose leisten kann.

Fasten – Stress für das Gehirn?

Fasten bedeutet, dass dem Körper keine Nahrung zur Verfügung gestellt wird. Der Energiebedarf muss dann aus
den Reserven gedeckt werden. Idealerweise sollte dann
unser Stoffwechsel vollständig mit Fett versorgt werden.
In der Muskulatur ist das auch tatsächlich der Fall. Allerdings reicht die beim Fettabbau entstehende Menge an
Glycerin nicht aus, unser Gehirn komplett mit Glukose
zu versorgen. Da die Speicherkapazität für Glukose jedoch nur für ca. einen Tag ausreicht, ist es nötig, danach
auch körpereigenes Protein (insbesondere Muskelmasse)
abzubauen. Aus den dabei frei werdenden Aminosäuren
kann die fehlende Glukose dann hergestellt werden.
Ein besonderer Mechanismus sorgt aber dafür, dass insgesamt beim Fasten der Glukosebedarf des Gehirns um
bis zu 60 Prozent vermindert wird. Beim Fasten wird
Depotfett freigesetzt und ein Teil davon in der Leber in
sogenannte Ketonkörper umgewandelt. Diese Ketosäuren
haben die Besonderheit, dass sie schnell in alle Zellen –
auch die des Nervengewebes – aufgenommen werden.
Fette und Fettsäuren selbst gelangen nicht ins Gehirn,
da sie im Blut an Transportproteine gebunden sind, die
die Blut-Hirn-Schranke nicht durchdringen können.

Das Besondere ist nun, dass unsere Nervenzellen die Ketosäuren sehr gut als Energiequelle nutzen können. Damit
reduziert sich der Bedarf an Glukose. Maximal können bis

zu 60 Prozent des Energiebedarfs unseres Gehirns aus dieser Quelle gespeist werden. Werden Ketosäuren in den Nervenzellen umgesetzt, fallen zudem weniger potenziell schädigende Abbauprodukte an als beim Abbau von Glukose – die sogenannten freien Radikale.
Fastenkuren stellen den Stoffwechsel um und können viele positive Effekte haben – allerdings sollte man sie unter Aufsicht von Experten durchführen.

Ketone fürs Gehirn – auch wenn wir nicht fasten

Aber auch, wenn wir nicht fasten, kann unser Gehirn mit Ketonen versorgt werden – nämlich dann, wenn Insulin im Blut absinkt und der Fettabbau nicht mehr gehemmt wird. Die dabei frei werdenden Fettsäuren werden dann ebenso in Ketone verwandelt wie beim Fasten.

Wenige Wochen einer LCHF-Ernährung sorgen dann dafür, dass praktisch immer (zumindest bei Menschen, die vorher einiges an Fettdepots angesammelt hatten) genügend Energie zur Versorgung der Zellen zur Verfügung steht. Da unsere Hungermechanismen alle darauf abzielen, ein drohendes Energiedefizit zu beheben, müssen sie nicht anspringen – und der Hunger bleibt aus. Voraussetzung für diese positiven Effekte ist jedoch, dass die Zufuhr von Kohlenhydraten sehr stark reduziert wird, denn nur dann werden relevante Ketonkonzentrationen im Blut erreicht.

Bei einer Ernährung mit einem hohen Anteil an Kohlenhydraten sind praktisch keine Ketonkörper im Blut vorhanden, und das Gehirn nutzt ausschließlich Glukose. Erst, wenn der Ketongehalt auf Werte von über 1 mmol/l (Millimol pro Liter) Blut ansteigt, tragen Ketone wesentlich zur Energieproduktion bei. Diese Menge erreicht man aber erst, wenn die Kohlenhydratzufuhr deutlich unter

100 Gramm pro Tag, besser 50 Gramm, liegt. Einen schnellen Einstieg in eine solche »Ketose« kann man durch ein- bis zweitägiges Fasten erzielen.

Der positive Effekt einer Ketose wird auch therapeutisch genutzt: Seit fast 100 Jahren weiß man, dass eine Ernährungsweise mit sehr hohem Fettanteil günstige Effekte bei Patienten mit Epilepsie zeigt. Die Häufigkeit von Krampfanfällen lässt sich damit vermindern.

Fazit

Wenn der Insulinspiegel in unserem Körper sinkt, weil keine Kohlenhydrate mehr nachkommen, werden die Hormone Adrenalin und Glukagon freigesetzt. Sie stimulieren Mechanismen, die letztendlich den Abbau von Fett bewirken. In der Leber werden bei diesem Fettabbau kurzkettige Fettsäuren hergestellt, die als Ketone oder Ketonkörper bezeichnet werden. Eine mengenmäßig relevante Bildung von Ketonkörpern findet jedoch nur statt, wenn die tägliche Kohlenhydratzufuhr nicht mehr als 50 Gramm beträgt und unser Körper auf den Abbau von Fett angewiesen ist. Beim Fasten ist das selbstverständlich, bei vielen Diäten werden aber deutlich mehr Kohlenhydrate zugeführt. Das hat dann zur Folge, dass die Ketonbildung in der Leber unterbleibt.

Die richtigen Fette

Natürlich ist es bei der LCHF-Ernährung von großer Bedeutung, welches Fett man isst. Man unterscheidet gesättigte und einfach oder mehrfach ungesättigte Fettsäuren. Fett mit gesättigten Fettsäuren ist chemisch stabil und wird beim Erhitzen kaum verändert. Die diesem Fett nachgesagte negative Wirkung hinsichtlich des Cholesterinspiegels kommt nicht zum Tragen, wenn diese Fette schnell in Energie umgewandelt werden – und genau das geschieht bei einer LCHF-Ernährung. Tierische gesättigte Fettsäuren aus Butter, Schmalz oder Speck können daher unbedenklich in die LCHF-Ernährung integriert werden. Ungesättigte Fettsäuren haben insgesamt ein besseres Image; besonders die sogenannten Omega-3-Fettsäuren. Fett, das diese Fettsäuren enthält, wie zum Beispiel aus fettem Seefisch, ist sehr gesund und schützt vor Arterienverkalkung. Ein weiteres gesundes Fett ist Olivenöl mit einem hohen Gehalt der einfach ungesättigten Ölsäure. Weniger günstig sind mehrfach ungesättigte Fettsäuren der Omega-6-Reihe, wie zum Beispiel in Sonnenblumenöl, Distelöl oder Weizenkeimöl enthalten. Ein verhältnismäßig hoher Anteil von Omega-3- im Vergleich zu Omega-6-Fettsäuren in unserer Ernährung erhält unsere Gesundheit und schützt vor vielen Krankheiten.

Enthalten Lebensmittel größere Mengen ungesättigter Fettsäuren, können beim Kontakt mit Luftsauerstoff Substanzen entstehen, die einen unangenehmen ranzigen Geschmack haben. Um das zu vermeiden, wird in industriell gefertigten Lebensmitteln mit langer Haltbarkeit überwiegend gehärtetes Fett verwendet. Beim industriellen Prozess der Fetthärtung oder durch starkes Erhitzen beim Kochen können aus ungesättigten Fettsäuren jedoch sogenannte Transfettsäuren entstehen.

In Studien konnte belegt werden, dass gerade der Verzehr von Lebensmitteln mit einem hohen Gehalt dieser Transfettsäuren ein erhöhtes gesundheitliches Risiko birgt.
Da diese Lebensmittel jedoch auch eine größere Menge an gesättigten Fettsäuren enthalten, wurde das Risiko zunächst fälschlicherweise dem Verzehr besagter gesättigter Fettsäuren zugeschrieben.

Ein ungewöhnlich gesundes Fett ist das Öl der Kokosnuss. Virgin-Kokosöl, vorzugsweise in Bio-Qualität, enthält einen hohen Anteil (ca. 50 Prozent) von sogenannten mittelkettigen Fettsäuren (engl. Medium-Chain Triglycerides, MCTs). Diese Fettsäuren haben die besondere Eigenschaft, dass sie sehr schnell aus dem Darm aufgenommen und in der Leber in Ketonkörper umgewandelt werden. Mit diesem Fett lässt sich somit eine Ketose wesentlich schneller erreichen als mit anderen Fetten. Von den bei uns üblichen Fetten enthält sonst nur noch Butter einen relevanten Anteil (ca. 10 Prozent) an mittelkettigen Fettsäuren (MCTs). Leider wird Kokosöl oft als weniger gesund bezeichnet, da es überwiegend gesättigte Fettsäuren enthält. Auch hier ist die Wissenschaft einem Irrtum unterlegen. Heute weiß man, dass Kokosfett nicht nur schnell verstoffwechselt wird und »ketogen« wirkt, sondern einige weitere positive gesundheitliche Effekte aufweist.
Zum Braten sollte vorwiegend Kokosöl oder Schmalz verwendet werden, da alle anderen Fette durch zu starkes Erhitzen ihre positiven gesundheitlichen Eigenschaften verlieren und schädliche Transfettsäuren entstehen können.

Weniger gute Fette

Bei mehrfach ungesättigten Fettsäuren der Omega-6-Reihe geschieht es relativ leicht, dass diese in Transfettsäuren umgewandelt werden. Verzichten Sie deshalb auf Sonnenblumen-, Weizenkeim-, Raps-, Soja- und Distelöl sowie auf aus diesen Ölen hergestellte Margarine.

Ketose – die bessere Alternative

Der Begriff Ketose bezeichnet eine Stoffwechselsituation, in der unser Körper überwiegend von Glukose- auf Fettverbrennung umgestellt ist und eine große Menge an Ketonen hergestellt wird.

Die Konzentration der Ketone im Blut liegt dann in einem Bereich von 0,5 bis maximal 5 mmol/l (Millimol pro Liter). Entscheidend für den Erfolg der LCHF-Ernährung ist, dass dieser Zustand der Ketose erreicht wird. Die Hauptaufgabe einer Ketose besteht darin, das Gehirn bei abnehmendem Glukosegehalt im Blut weiterhin mit Energie zu versorgen.

Solang keine Ketone im Blut vorhanden sind, führt der Glukose- und damit der Energiemangel im Gehirn zu massiven Hungergefühlen. Üblicherweise geben wir diesem Hunger nach und ein zum Abnehmen notwendiges Energiedefizit wird nicht erreicht. Befinden wir uns jedoch in einer Ketose, droht keine Energienot im Gehirn – und der Hunger bleibt aus.

Die Erfahrung zeigt, dass die dafür notwendige Reduzierung des Kohlenhydratkonsums individuell sehr unterschiedlich ausfallen kann. Bei manchen Menschen wird eine Ketose schon bei einem täglichen Verzehr von maximal 100 Gramm Kohlenhydraten erreicht. Bei der Mehrzahl ist aber eine Reduzierung auf 50 Gramm pro Tag notwendig. Bei einigen Personen reicht jedoch auch das nicht aus, sodass der Kohlenhydratanteil der Nahrung noch weiter eingeschränkt werden muss. Vereinzelt kann im Extremfall auch eine Einschränkung auf bis zu 20 Gramm pro Tag notwendig sein.

Um dieses zu überprüfen, wäre eine Messung der Keton-konzentration im Blut sinnvoll, die erforderliche Blut-abnahme ist aber nicht sehr praktikabel. Da die Nieren in der ersten Phase der LCHF-Ernährung jedoch noch nicht an die Stoffwechselumstellung angepasst sind, wird zu Beginn noch eine geringe Menge der Ketone mit dem Urin ausgeschieden.

Diesen Umstand kann man nutzen, indem man mit einem einfachen Urintest, den sogenannten Ketosticks, die Anwesenheit von Ketonen im Urin aufspürt. Die Keton-menge im Urin lässt dann einen Rückschluss auf den Wert im Blut zu. Gerade zu Beginn der Umstellung auf eine LCHF-Ernährung kann man so sehr einfach überprüfen, ob die Reduzierung der Kohlenhydrate ausreicht und eine Ketose erreicht wird. Sollten die Ketonwerte im Urin nach wenigen Tagen nicht messbar ansteigen, überprüfen Sie, wie viele Kohlenhydrate in Ihrer Nahrung enthalten sind oder ob Sie vielleicht noch zu viele Proteine verzehren, welches auch zur Bildung von Glukose beitragen kann.

Nach einiger Zeit der Umstellung wird die Ausscheidung der Ketone jedoch wieder nachlassen. Dies bedeutet nicht, dass die LCHF-Ernährung nicht mehr funktioniert, son-dern es ist vielmehr ein Zeichen dafür, dass sich Ihr Stoff-wechsel an den Abbau von Ketonen angepasst hat, die nun überwiegend als Energiequelle verbrannt und nicht mehr ausgeschieden werden.

Ketoazidose – durch LCHF nicht zu befürchten

Häufig wird eine Ketose mit einer Ketoazidose verwech-selt. Die Ketoazidose ist eine lebensbedrohliche Stoffwech-selentgleisung bei Diabetikern. Die dabei auftretenden Ketonkonzentrationen im Blut liegen bis zum 10-fachen über denen einer Ketose. Durch eine LCHF-Ernährung allein werden solche Ketonkonzentrationen bei einem gesunden Menschen keinesfalls erreicht.

Ketose und Sport

Gelingt es langfristig, eine Ketose aufrechtzuerhalten, nimmt auch die Leistungsfähigkeit im Sport zu. Ketone stellen die Energieversorgung der Muskeln sicher und der von vielen Sportlern gefürchtete Hungerast unterbleibt. Dieser entsteht durch einen starken Abfall der Glukosekonzentration im Blut, ohne dass das Energiedefizit mangels Ketonen ausgeglichen werden kann.

Ketose und Krankheiten

Insbesondere bei Demenzerkrankungen ist eine Ketose von großer Bedeutung. Die Alzheimer-Erkrankung wird in der Wissenschaft inzwischen auch als »Diabetes Typ 3« bezeichnet, da ähnlich wie beim Diabetes Typ 2 (Altersdiabetes) auch hier ein Insulinproblem vorliegt. Bei Alzheimer wirkt das Insulin im Gehirn nicht mehr ausreichend, und es kommt zu einem Energiedefizit, da Glukose nicht mehr optimal verwertet werden kann. Ketone hingegen können das Gehirn insulinunabhängig mit einem alternativen Brennstoff versorgen und so die Nervenfunktion verbessern.

Bei der Umstellung auf eine LCHF-Ernährung kommt es zu einigen Anpassungen im Körper. Dieses betrifft auch den Bereich der Harnsäure. Ketone und Harnsäure konkurrieren in den Nieren um die gleichen Ausscheidungssysteme. Zu Beginn einer LCHF-Ernährung kann die Harnsäurekonzentration im Blut deshalb ansteigen. Harnsäure ist eines der wichtigsten Antioxidantien im Blut und ein Anstieg deshalb sogar günstig – allerdings nicht, wenn Sie bereits unter Gicht leiden.
In diesem Fall konsultieren Sie Ihren Arzt vor Beginn der Ernährungsumstellung. Nach vier bis sechs Wochen adaptiert sich die Nierenfunktion und die Harnsäurewerte normalisieren sich.

Einfache Messung mit Ketosticks

Taucht man die Ketosticks in den Urin, lösen die Ketone eine Verfärbung aus, die anhand einer Vergleichsskala eine Aussage über den Ketongehalt im Blut zulässt.

Der Beginn einer Ketose lässt sich auf die Weise gut überprüfen. Im Laufe der Zeit stellen sich die Nieren jedoch auf die Anwesenheit von Ketonen ein, und die Menge der ausgeschiedenen Ketonkörper nimmt wieder ab. Eine spätere, geringere Verfärbung der Ketosticks bedeutet deshalb nicht, dass der Zustand der Ketose nicht mehr erreicht wird, sondern zeigt an, dass die Phase der Stoffwechselanpassung beendet ist.

Die Anpassungsphase ist notwendig, um in den Zellen die für den Ketonabbau notwendigen Enzyme in ausreichendem Umfang herzustellen. Aus diesem Grund steigt der Ketongehalt im Blut in den ersten Tagen der LCHF-Ernährung auch deutlich an – es werden mehr Ketone gebildet als verbraucht werden können. Ist die zelluläre Enzymproduktion an die große Ketonmenge adaptiert, werden erheblich mehr Ketone umgesetzt.

Das ist daran erkennbar, dass der Ketongehalt im Blut aufgrund des erhöhten Verbrauchs sinkt, obwohl gleich viele Ketone gebildet werden.

In den ersten Tagen einer Ernährungsumstellung auf LCHF ist bei hoher Ketonkonzentration im Blut auch häufig das Umbauprodukt Aceton im Atem vorhanden. Das liegt daran, dass aus dem Keton Acetoacetat spontan Kohlendioxid abgespalten wird und Aceton entsteht. Aceton kann vom Körper nicht weiterverwendet werden und wird zum Teil abgeatmet. Dies ist die Ursache für den »fruchtigen« oder »acetonigen« Atem von Fastenden oder Patienten mit Ketoazidose. Dieser Geruch verschwindet jedoch später, wenn Ketonproduktion und -verbrauch wieder ins Gleichgewicht gekommen sind.

Vermeiden von oxidativem Stress – weitere positive Effekte der Ketose

Wenn wir in unserem Stoffwechsel Ketone statt Glukose verbrennen, führt das zu einem wirtschaftlicheren Umgang mit Sauerstoff: Für die gleiche Energiegewinnung wird beim Verbrennen von Ketonen weniger Sauerstoff benötigt als bei der vollständigen Oxidation der Glukose. Das ist wichtig, denn bei jedem Umsatz von Sauerstoff entstehen in unserem Organismus sogenannte freie Sauerstoffradikale. Diese extrem reaktionsfreudigen Teilchen können Schäden insbesondere an Lipiden der Zellmembran, aber auch an unserer Erbsubstanz, der DNS, verursachen. Das Entstehen dieser freien Radikale wird auch als oxidativer Stress bezeichnet.

Um diese Schäden zu begrenzen, verfügen wir über Systeme, die freie Radikale entgiften können. Von großer Bedeutung sind dabei Substanzen aus unserer Nahrung, beispielsweise die Vitamine C und E, aber auch viele andere Lebensmittelinhaltsstoffe, die als Antioxidantien bekannt sind. Neben Antioxidantien, die wir mit der Nahrung zuführen, verfügen wir aber auch über körpereigene Mechanismen, um oxidativen Stress abzuwehren.

In Studien konnte gezeigt werden, dass die Aktivität dieser wichtigen Schutzmechanismen durch Ketone wesentlich gesteigert wird. Da oxidativer Stress auch bei der Entstehung vieler Krankheiten, etwa Herz-Kreislauf-Erkrankungen, Demenz oder Krebs, eine Rolle spielt, bietet die Stoffwechselumstellung auf die Ketonverbrennung auch einen wichtigen Schutzeffekt für die Gesundheit.

Ein weiterer Vorteil der LCHF-Ernährung betrifft den quantitativen Abbau von Nahrungsfett. In der Ketose werden einerseits die gesättigten Fette aus der Nahrung bevorzugt zur Energiegewinnung verwendet, während andererseits die ungesättigten Fettsäuren als Bausteine für den Aufbau von Zellmembranen genutzt werden können. Es ist erwiesen, dass ein hoher Gehalt an ungesättigten Fettsäuren die Membranstruktur, insbesondere von Nervenzellen, verbessert und somit sogar die Funktion unseres Gehirns unterstützen kann.

Sinnvoll: Fettreiche Proteinquellen

Es wäre ein Fehler, bei der LCHF-Ernährung den Verzicht auf Kohlenhydrate nur durch Lebensmittel mit einem hohen Proteingehalt kompensieren zu wollen. Leider können größere Mengen Protein verhindern, dass der Körper Ketone produziert, da auch Proteine zu einer Ausschüttung von Insulin führen. Fettarme Proteinquellen, wie mageres Geflügelfleisch, sollte man deshalb immer mit ausreichend Fett kombinieren. Am besten ist es, von vornherein eher die fettreichen Proteinquellen wie fette Käsesorten oder Fleisch mit hohem Fettanteil zu verzehren.

LCHF – Fehler vermeiden

Bei der Umstellung auf eine Ernährung, die Sie in den Zustand der Ketose bringt, müssen einige Stoffwechselfunktionen an die neue Situation angepasst werden. Davon sind vor allem die Nieren betroffen. Die Ketone sind zwar nicht schädlich für die Nieren, bewirken aber, dass einige Mineralien in der Übergangsphase vermehrt ausgeschieden werden. Betroffen sind Natrium und Magnesium.

Salz

Natrium nehmen wir vor allem durch Kochsalz (Natriumchlorid) zu uns. In den ersten Wochen nach der Umstellung auf eine LCHF-Ernährung kann es vorkommen, dass Sie sich müde und abgespannt fühlen und Sie insbesondere bei Belastung, wie etwa beim Sport, schnell die Kraft verlässt. Ursache dafür ist, dass von den Nieren vermehrt Salz ausgeschieden wird. Mit dem Salz geht dann auch mehr Flüssigkeit aus dem Körper verloren – ein Grund, auf ausreichende Trinkmengen zu achten.
Der schnelle Gewichtsverlust bei der Umstellung auf ketogene Kost beruht deshalb nur zum Teil auf dem Abbau von Fett, zu einem erheblichen Teil ist er auch auf den Verlust von Wasser zurückzuführen. Überschüssiges Wasser und Salz aus dem Körper auszuscheiden, ist grundsätzlich gut, geschieht das jedoch im Übermaß, können Kopfschmerzen, Müdigkeit und Abgeschlagenheit die Folgen sein. Wenn Sie nach der Umstellung auf LCHF Symptome wie Kopfschmerzen oder Müdigkeit verspüren, kann das also an einem Salzmangel liegen.

Die Lösung dieser Probleme ist einfach: Trinken Sie regelmäßig eine salzreiche Fleisch- oder Gemüsebrühe und der Mangel ist behoben.

Magnesium

Bei der Umstellung auf eine ketogene Ernährungsform kommt es außerdem zu einer vermehrten Ausscheidung von Magnesium mit dem Urin. Magnesium ist ein essenzieller Mineralstoff, der für praktisch alle Stoffwechselfunktionen benötigt wird.

Mit unserer üblichen Nahrung nehmen wir leider oft zu wenig Magnesium auf, sodass bei vielen Menschen der Magnesiumstatus schlecht ist. Kommt dann noch ein erhöhter Verlust über die Nieren hinzu, können typische Magnesiummangelsymptome auftreten. Neben Wadenkrämpfen können dies auch Kopfschmerzen sein. Eine hohe Magnesiumzufuhr kann zum Beispiel die Häufigkeit von Migräneattacken deutlich verringern.

Inzwischen weiß man aber auch, dass eine geringe Magnesiumzufuhr das Risiko, einen Diabetes zu entwickeln, wesentlich ansteigen lässt. Neue Untersuchungen zeigen sogar eine Verbindung zwischen Magnesiummangel und einem erhöhten Risiko für plötzlichen Herztod. Herzrhythmusstörungen sind dafür oft die Ursache. Gerade Unregelmäßigkeiten in der Herzfrequenz sind ein frühes Zeichen eines Magnesiummangels.

Eine ausreichende Magnesiumzufuhr kann diese Symptome verhindern – aus diesem Grund wird Magnesium inzwischen auch als »Überlebensmineral« bezeichnet.

In der Tabelle finden Sie den Magnesiumgehalt der verschiedenen Nahrungsmittel. Achten Sie bei Ihrer Lebensmittelauswahl darauf, ausreichend Magnesium zu sich zu nehmen. Günstig sind mehr als 300 mg pro Tag, ideal ist eine Zufuhr von ca. 500 mg pro Tag.

Man muss jedoch beachten, dass es bei der Lebensmittelzubereitung häufig zu Magnesiumverlusten kommt. So können bis zu 50 Prozent des Magnesiums aus Gemüse beim Kochen ins Kochwasser übergehen (welches dann oft weggeschüttet wird). Dampfgaren ist wesentlich schonender und erhält den natürlichen Magnesiumgehalt. Wenn Sie die LCHF-Ernährung zumindest zeitweise gleichzeitig mit einer Kalorienreduzierung verbinden, dann ist es oft schwierig, ausreichend Magnesium zu sich zu nehmen.

Doch auch hier ist die Abhilfe einfach: Zumindest in der Übergangsphase der Ernährungsumstellung ist eine zusätzliche Einnahme eines Magnesiumpräparats sinnvoll. Achten Sie darauf, dass in dem Präparat Magnesium in Form von Magnesiumcitrat enthalten ist. Dieses wird vom Körper besonders gut verwertet. Mit zusätzlich circa 300 bis 400 Milligramm Magnesium pro Tag können Sie einen Mangel ausgleichen.

Säurebelastung

In der Übergangs- und Anpassungsphase auf eine fettreiche und kohlenhydratarme Ernährung ist es sinnvoll, auf den Säure-Basen-Haushalt zu achten. Unsere übliche Ernährungsweise ist bereits oft mit einer Säurebelastung verbunden, die zwar noch nicht zu veränderten pH-Werten im Blut führt, die aber unsere Pufferkapazität vermindert und im Bindegewebe zu negativen Effekten und Beschwerden wie Verspannungen oder Schmerzen führen kann.

Chemisch gesehen gehören die Ketone Acetoacetat und Beta-Hydroxybutyrat zu den Säuren. Bei einer Ketose wird die Säurebelastung von basischen Substanzen gepuffert und der pH-Wert des Blutes bleibt konstant. Allerdings müssen die Basen dafür in ausreichendem Umfang nachgeliefert werden. Basenreiche Lebensmittel sind insbesondere alle Arten von Gemüse und auch viele Obstsorten. Bei reduzierter Gesamtkalorienzufuhr kann es jedoch vorkommen, dass die Menge der Basenträger, die Sie zu sich nehmen, nicht ausreicht. Eine Gemüsebrühe, die noch die basischen Inhaltsstoffe des Gemüses enthält, kann dann für einen Ausgleich sorgen.
In der Übergangsphase und bei längerfristig reduzierter Kalorienzufuhr ist die zusätzliche Einnahme eines Basenpräparats sinnvoll. Dabei gilt das Gleiche wie für Magnesiumpräparate: Citrathaltige Präparate sind anderen vorzuziehen, da sie jenen Basen entsprechen, die wir auch mit einer basischen Ernährung zu uns nehmen würden.

PRAL-Werte in der Tabelle

Hinsichtlich der Einteilung von Lebensmitteln in sauer, neutral oder basisch widersprechen sich die Tabellen in vielen Büchern. Das ist darauf zurückzuführen, dass häufig nicht unterschieden wurde, ob sich ein Lebensmittel auf den Stoffwechsel sauer oder basisch verhält oder ob dieses Lebensmittel einen Effekt auf die Säurebildung im Magen hat. Ob ein Lebensmittel im Magen eine Säureproduktion verursacht oder nicht, hat für den allgemeinen Säure-Basen-Effekt dieses Lebensmittels keine Bedeutung.

In den vergangenen Jahren ist in umfangreichen Untersuchungen, vor allem vom Forschungsinstitut für Kinderernährung in Dortmund, ein Modell erarbeitet worden, das eine allgemeine Beurteilung der Wirkung eines Lebensmittels auf den Säure-Basen-Haushalt zulässt. Dazu ist es notwendig, sowohl die sauer wirkenden Bestandteile, also vor allem den Gehalt an schwefelhaltigen Aminosäuren, als auch den Gehalt von Basenbildnern, also den Gehalt der organischen Anionen, zu kennen. Der Gehalt dieser Anionen wiederum lässt sich durch den Mineralstoffgehalt errechnen, da Anionen in Lebensmitteln niemals frei vorkommen, sondern stets als Salze eine Verbindung mit Kalium, Magnesium, Calcium oder Natrium eingehen.

Die Kenntnis über die Menge dieser Bestandteile in einem Lebensmittel reicht aber allein noch nicht aus, um den Säure-Basen-Gehalt zu ermitteln, da die unterschiedlichen Lebensmittelbestandteile in unterschiedlichem Umfang aus dem Darm aufgenommen werden. Für die Bewertung muss also die durchschnittliche Resorptionsquote im Darm berücksichtigt werden. Entsprechende Umrechnungsfaktoren wurden durch das Forschungsinstitut für Kinderernährung erstellt. Mithilfe dieser Umrechnungsfaktoren lässt sich der sogenannte PRAL-Wert eines Lebensmittels angeben. PRAL kommt aus dem Englischen und steht für »potential renal acid load«, auf Deutsch: »Potenzielle Säurebelastung der Nieren«. Untersuchungen zeigten, dass die mithilfe der PRAL-Tabelle errechnete Säurebelastung aus der Nahrung jener entsprach, die im 24-Stunden-Urin gemessen wurde.

In der PRAL-Tabelle bedeuten Werte mit einem negativen Vorzeichen einen Basenüberschuss und Werte mit positivem Vorzeichen einen Säureüberschuss. Die Angaben sind jeweils für 100 Gramm verzehrfähiges Nahrungsmittel angegeben (jeweils in Milliäquivalent [mÄq] pro 100 Gramm Nahrungsmittel).

Generell kann man sagen, dass eiweißreiche Lebensmittel wie Fleisch, Wurst, Käse, Fisch, aber auch Getreideprodukte einen PRAL-Wert mit einem positiven Vorzeichen haben, d.h. sie liefern einen Säureüberschuss.
Gemüse, Salat und Obst haben PRAL-Werte mit negativem Vorzeichen, d.h. sie sind in der Lage, eine Säurebelastung aus proteinreichen Lebensmitteln zu kompensieren. Beachten Sie aber, dass die Säurelast pro 100 Gramm Fleisch oder Fisch deutlich größer ist als die basische Kapazität der meisten Gemüse- oder Obstsorten. In der Praxis hat das zur Folge, dass man eine wesentlich größere Portion von basischen Lebensmitteln essen muss, um die Säurelast zum Beispiel eines Steaks zu kompensieren. Im Allgemeinen kann man davon ausgehen, dass man etwa die vierfache Menge von Gemüse oder Salat im Vergleich zur Steak- oder Fischmenge essen müsste.
Ziel sollte es sein, langfristig beim errechneten PRAL-Wert der täglich zugeführten Lebensmittel in etwa Null zu erreichen, sprich die Menge an Basen der verzehrten Säurelast äquivalent zu halten.

Eine zu hohe Basenzufuhr über Lebensmittel brauchen wir nicht zu befürchten – in der Evolution war ein Überschuss eher der Normalzustand; in unseren Nieren kann dieses Zuviel an Basen einfach ausgeschieden werden. Anders ist es bei einem Säureüberschuss. Im Urin wird Säure (H^+) überwiegend nicht als freie Säure, sondern in gebundener Form (vor allem in Form des Ammonium-Ions NH_4^+) ausgeschieden. Dies bedeutet, dass mit der Säure auch Stickstoff verloren geht. Dieser Stickstoff stammt aus dem Abbau von Aminosäuren, die wiederum aus dem Abbau von Proteinen stammen.

Langfristig kann das bei hoher Säurebelastung dazu führen, dass der Proteinspeicher, insbesondere Muskelsubstanz, abgebaut wird – nur, um einem Säureüberschuss entgegenzuwirken. Da ca. 99 Prozent der überschüssigen Säuren gebunden ausgeschieden werden, ist die Messung des pH-Werts im Urin leider auch keine zuverlässige Methode, um den Säure-Basen-Status zu beurteilen. Nur über einen Zeitraum von einigen Tagen werden Sie bemerken können, ob sich der pH-Wert des Urins zum Basischen hin verschiebt, wenn Sie entsprechende basische Nahrung zu sich nehmen.

Starke körperliche Arbeit oder Sport führen zur Bildung von Milchsäure, auch hierbei ist es wichtig, die negativen Aspekte dieser Säurebildung durch eine ausreichende Basenzufuhr zu kompensieren.

Insbesondere gilt das für ältere Menschen. Durch die mit steigendem Lebensalter nachlassende Fähigkeit zur Säureausscheidung über die Nieren kann sich mit zunehmendem Alter eine Azidose (Übersäuerung) einschleichen. Dies rührt daher, dass häufig die Ernährungsgewohnheiten und damit die Säurelast gleich bleiben.

Anmerkung

Die Menge einzelner Inhaltsstoffe in Lebensmitteln ist natürlichen Schwankungen unterworfen. Je nach Sorte, Produktions-, Verarbeitungs- und Zubereitungsbedingungen kann sich der Gehalt erheblich unterscheiden. Dies hat natürlich auch Auswirkungen auf den PRAL-Wert, der zusätzlich durch individuell unterschiedliche Resorptionsbedingungen im Darm beeinflusst wird. Die aufgeführten Werte stellen somit nur Durchschnittswerte dar.

Lebensmittel (verzehrbarer Anteil)	Kalorien kcal/100 g	Kohlenhydrate * g/100 g	Gesamtfett g/100 g
Getreide und Getreideerzeugnisse			
Getreide, Mehle und sonstige Mahlprodukte			
Amaranth	370	56,8	8,8
Buchweizengrieß	339	72,6	1,6
Buchweizengrütze	339	72,6	1,6
Buchweizenvollkorn	340	71,0	1,7
Bulgur	325	68,9	1,0
Gerstengraupen	342	71,3	1,5
Gerstenmehl	337	69,3	1,9
Gerstenschrot	326	65,8	2,1
Gerstenvollkorn	326	65,8	2,1
Grünkern	325	63,2	2,7
Grünkernvollkorn	325	63,2	2,7
Hafer, ganzes Korn	361	60,6	7,2
Hafermehl	375	62,9	7,2
Haferschrot	361	60,6	7,2
Hirse, ganzes Korn	331	64,0	3,6
Maisgrieß	345	73,8	1,1
Mais, Vollkorn	352	70,0	3,8
Puffmais	369	67,2	5,0
Puffreis	390	83,5	2,3
Puffreis mit Zucker/Honig geröstet	382	82,9	2,1
Quinoa	335	58,5	5,0
Reis, geschält	352	78,3	0,7
Reis, ungeschält	349	74,1	2,2
Roggenmehl, Type <650	334	72,8	1,2
Roggenmehl, Type 1150	330	70,2	1,4

* Bei Lebensmitteln mit hohem KH-Gehalt sind die g/100 g-Angaben rot unterlegt, mittlerer Gehalt: gelb, geringer Gehalt: grün

MCTs (Mittelkettige Fettsäuren) *** g/100 g	Einfach ungesättigte Fettsäuren *** g/100 g	Omega-3-Fettsäuren ** g/100 g	Protein g/100 g	Magnesium ** mg/100 g	PRAL mÄq/100 g	Ampel für LCHF ***
0,0	0,0	0,0	14,6	308	+7,50	🟥
0,0	0,5	0,1	7,5	48	+3,26	🟥
0,0	0,5	0,1	7,5	48	+3,26	🟥
0,0	0,5	0,1	9,1	130	+2,42	🟥
0,0	0,1	0,0	9,0	140	+6,68	🟥
0,0	0,1	0,1	9,7	67	+5,46	🟥
0,0	0,2	0,1	9,7	147	+4,89	🟥
0,0	0,2	0,1	9,9	106	+3,91	🟥
0,0	0,2	0,1	9,9	106	+3,91	🟥
0,0	0,3	0,1	10,9	130	+7,50	🟥
0,0	0,3	0,1	10,9	130	+7,50	🟥
0,0	2,5	0,1	12,5	131	+7,90	🟥
0,0	2,6	0,1	13,8	131	+12,01	🟥
0,0	2,5	0,1	12,5	131	+7,90	🟥
0,0	0,8	0,1	9,6	170	+2,46	🟥
0,0	0,4	0,0	8,8	20	+4,76	🟥
0,0	1,3	0,1	8,5	117	+3,24	🟥
0,0	1,8	0,1	12,7	81	+9,33	🟥
0,0	0,6	0,0	7,5	25	+4,34	🟥
0,0	0,5	0,0	6,8	23	+3,87	🟥
0,0	0,0	0,0	13,8	276	+4,63	🟧
0,0	0,2	0,0	7,0	56	+3,82	🟥
0,0	0,5	0,0	7,2	157	+8,03	🟥
0,0	0,1	0,1	6,9	26	+3,52	🟥
0,0	0,1	0,1	8,1	68	+3,34	🟥

** Bei Lebensmitteln mit besonders hohem Gehalt sind die Mengenangaben grün unterlegt
*** 🟩 erlaubt, 🟧 Inhaltsstoffe beachten, 🟥 nur selten genießen

Lebensmittel (verzehrbarer Anteil)	Kalorien kcal/100 g	Kohlenhydrate * g/100 g	Gesamtfett g/100 g
Roggenmehl, Type 1370	327	68,8	1,5
Roggenmehl, Type 1590	323	67,5	1,5
Roggenmehl, Type 1740	321	67,0	1,5
Roggenmehl, Type 815	334	72,8	1,2
Roggenmehl, Type 997	330	71,2	1,3
Roggenvollkorn	312	63,0	1,9
Weizengrieß	336	70,3	0,9
Weizenkleie	172	17,5	4,7
Weizenmehl, Type <650	343	72,0	1,1
Weizenmehl, Type 1050	338	67,7	1,8
Weizenmehl, Type 1200	335	65,9	2,1
Weizenmehl, Type 1600	333	65,4	2,1
Weizenmehl, Type 1700	326	63,9	2,1
Weizenmehl, Type 405	343	72,0	1,1
Weizenmehl, Type 550	343	71,7	1,2
Weizenmehl, Type 630	343	70,4	1,5
Weizenmehl, Type 812	339	69,1	1,4
Stärkemehle			
Kartoffelstärke	351	85,8	0,1
Maisstärke	351	85,8	0,1
Weizenstärke	351	85,8	0,1
Frühstücksflocken			
Cornflakes	355	79,1	0,6
Früchte-Müsli	341	60,6	6,0
Haferflocken	370	63,3	7,0
Haferflocken mit Trockenobst	355	63,8	5,9

* Bei Lebensmitteln mit hohem KH-Gehalt sind die g/100 g-Angaben rot unterlegt, mittlerer Gehalt: gelb, geringer Gehalt: grün

MCTs (Mittelkettige Fettsäuren) ** g/100 g	Einfach ungesättigte Fettsäuren ** g/100 g	Omega-3-Fettsäuren ** g/100 g	Protein g/100 g	Magnesium ** mg/100 g	PRAL mAq/100 g	Ampel für LCHF ***
0,0	0,2	0,1	8,3	58	+1,75	🟥
0,0	0,2	0,1	8,8	66	+2,94	🟥
0,0	0,2	0,1	8,7	81	+5,70	🟥
0,0	0,1	0,1	6,9	26	+3,52	🟥
0,0	0,1	0,1	7,1	61	+2,64	🟥
0,0	0,2	0,1	9,6	111	+4,67	🟥
0,0	0,1	0,0	10,4	33	+4,89	🟥
0,0	0,5	0,1	14,9	590	+9,41	🟥
0,0	0,1	0,0	10,2	22	+4,98	🟥
0,0	0,2	0,0	11,6	53	+7,44	🟥
0,0	0,3	0,1	11,9	63	+7,34	🟥
0,0	0,3	0,1	12,1	67	+8,02	🟥
0,0	0,2	0,1	11,8	132	+8,14	🟥
0,0	0,1	0,0	10,2	22	+4,98	🟥
0,0	0,1	0,0	10,3	10	+6,05	🟥
0,0	0,2	0,0	10,8	10	+6,26	🟥
0,0	0,2	0,0	11,5	47	+6,13	🟥
0,0	0,0	0,0	0,4	2	+1,11	🟥
0,0	0,0	0,0	0,4	2	+1,11	🟥
0,0	0,0	0,0	0,4	4	+0,50	🟥
0,0	0,2	0,0	7,2	14	+2,63	🟥
0,0	2,6	0,2	10,0	103	+2,63	🟥
0,0	2,5	0,1	12,5	139	+8,98	🟥
0,0	2,0	0,1	10,4	116	+5,03	🟥

** Bei Lebensmitteln mit besonders hohem Gehalt sind die Mengenangaben grün unterlegt
*** 🟩 erlaubt, 🟨 Inhaltsstoffe beachten, 🟥 nur selten genießen

Lebensmittel (verzehrbarer Anteil)	Kalorien kcal/100 g	Kohlenhydrate * g/100 g	Gesamtfett g/100 g
Hafervollkornflocken	370	63,3	7,0
Hirsevollkornflocken	356	69,3	3,8
Müsli	352	60,3	7,2
Schokomüsli	389	60,7	11,6

Backwaren
Brote und Brötchen

Baguette	253	51,4	1,4
Buchweizenbrot	236	47,3	1,7
Buchweizenvollkornbrot	216	43,0	1,4
Gerstenvollkornbrot	214	43,6	1,1
Grahambrot	214	41,5	1,5
Graubrot, Gerstenbrot	219	44,4	1,2
Graubrot, Haferbrot	224	43,6	1,8
Graubrot, Mehrkornbrot	226	47,4	1,0
Graubrot, Roggenbrot	217	45,5	1,0
Grünkernbrot	235	45,8	1,9
Hafervollkornbrot	218	43,1	1,7
Hirsebrot	235	46,7	1,9
Hirsevollkornbrot	218	42,5	1,8
Knäckebrot, Roggenbrot	348	72,7	1,6
Knäckebrot, Weizenbrot	366	74,4	2,1
Knäckebrot, Weizenmischbrot	356	73,5	1,4
Kommissbrot	218	46,0	0,9
Laugengebäck	346	69,6	2,7
Maisbrot	237	46,2	2,1
Maisfladenbrot	222	45,6	1,8

* Bei Lebensmitteln mit hohem KH-Gehalt sind die g/100 g-Angaben rot unterlegt, mittlerer Gehalt: gelb, geringer Gehalt: grün

MCTs (Mittelkettige Fettsäuren) *** g/100 g	Einfach ungesättigte Fettsäuren *** g/100 g	Omega-3-Fettsäuren** g/100 g	Protein g/100 g	Magnesium ** mg/100 g	PRAL mÄq/100 g	Ampel für LCHF ***
0,0	2,5	0,1	12,5	139	+8,98	🟥
0,0	0,8	0,1	10,1	146	+10,77	🟥
0,0	3,5	0,1	10,5	108	+3,75	🟥
0,0	4,6	0,1	9,7	100	+3,81	🟥
0,0	0,3	0,0	7,7	22	+3,98	🟥
0,0	0,4	0,0	7,0	40	+3,61	🟥
0,0	0,2	0,0	7,3	82	+4,34	🟥
0,0	0,1	0,1	6,5	62	+3,57	🟥
0,0	0,2	0,0	7,9	88	+5,25	🟥
0,0	0,1	0,0	6,9	58	+3,63	🟥
0,0	0,4	0,1	7,4	56	+4,59	🟥
0,0	0,2	0,0	6,0	45	+2,75	🟥
0,0	0,1	0,1	5,9	48	+2,61	🟥
0,0	0,4	0,1	7,9	50	+5,16	🟥
0,0	0,4	0,1	6,8	65	+3,98	🟥
0,0	0,4	0,1	7,2	64	+4,00	🟥
0,0	0,3	0,1	7,4	90	+5,76	🟥
0,0	0,2	0,1	9,4	77	+4,18	🟥
0,1	0,5	0,0	11,1	33	+5,73	🟥
0,0	0,2	0,1	11,1	63	+5,31	🟥
0,0	0,1	0,0	5,7	40	+2,49	🟥
0,1	0,7	0,1	9,8	14	+16,62	🟥
0,0	0,4	0,0	7,7	44	+5,74	🟥
0,0	0,4	0,0	5,2	32	+5,94	🟥

** Bei Lebensmitteln mit besonders hohem Gehalt sind die Mengenangaben 🟩 unterlegt
*** 🟩 erlaubt, 🟨 Inhaltsstoffe beachten, 🟥 nur selten genießen

Lebensmittel (verzehrbarer Anteil)	Kalorien kcal/100 g	Kohlenhydrate * g/100 g	Gesamtfett g/100 g
Maisfladenbrot, Vollkorn	227	43,9	2,7
Maisvollkornbrot	214	41,6	1,8
Pumpernickel	201	41,1	1,0
Reisbrot	236	47,1	1,7
Reisvollkornbrot	217	44,1	1,1
Roggenfladenbrot	217	45,5	1,0
Roggenvollkornbrot	201	41,1	1,0
Roggenvollkornschrotbrot	197	41,1	0,9
Schlüterbrot	201	41,1	1,0
Steinmetzbrot	217	45,5	0,9
Weißes Toastbrot	258	48,5	3,4
Weizenvollkorn	317	61,8	2,0
Weizenfladenbrot	240	48,7	1,3
Weizenvollkornbrot	214	41,5	1,5

Fein- und Dauerbackwaren			
Amerikaner aus Rührmasse	318	53,2	8,9
Apfelstreuselkuchen aus Mürbeteig	232	31,3	10,9
Apfelkuchen, gedeckt aus Mürbeteig	231	34,4	8,9
Apfelstrudel	166	26,2	5,6
Baumkuchen	424	51,9	22,1
Berliner (Pfannkuchen) aus Hefeteig	325	43,7	12,7
Bierteig	228	32,3	6,6
Biskuit, schwer	400	59,8	15,9
Biskuitrolle	275	58,2	2,5
Blätterteig	419	28,7	32,3
Blätterteig, Kleinteile	529	35,3	38,3
Blätterteig mit Ei	492	32,1	38,1

* Bei Lebensmitteln mit hohem KH-Gehalt sind die g/100 g-Angaben rot unterlegt, mittlerer Gehalt: gelb, geringer Gehalt: grün

MCTs (Mittelket-tige Fettsäuren) ** g/100 g	Einfach ungesättigte Fettsäuren ** g/100 g	Omega-3-Fettsäuren** g/100 g	Protein g/100 g	Magnesium ** mg/100 g	PRAL mAq/100 g	Ampel für LCHF ***
0,0	0,6	0,0	6,1	70	+3,56	🟥
0,0	0,3	0,0	7,2	82	+4,68	🟥
0,0	0,1	0,1	6,1	57	+3,48	🟥
0,0	0,4	0,0	7,3	39	+4,67	🟥
0,0	0,2	0,0	6,8	66	+4,43	🟥
0,0	0,1	0,1	5,9	48	+2,61	🟥
0,0	0,1	0,1	6,1	57	+3,48	🟥
0,0	0,1	0,1	5,4	49	+3,23	🟥
0,0	0,1	0,1	6,1	57	+3,48	🟥
0,0	0,1	0,0	5,8	41	+2,65	🟥
0,2	1,0	0,1	7,6	13	+4,20	🟥
0,0	0,2	0,1	11,9	119	+6,71	🟥
0,0	0,3	0,0	7,3	21	+3,75	🟥
0,0	0,2	0,0	7,9	88	+5,25	🟥
0,1	4,0	0,2	5,4	12	+5,37	🟥
0,7	3,2	0,2	2,0	8	−0,80	🟥
0,1	4,2	0,2	2,9	13	+0,14	🟥
0,0	2,7	0,1	2,3	15	−1,82	🟥
1,3	7,7	0,4	4,2	13	+2,64	🟥
0,7	3,9	0,2	8,6	17	+4,75	🟥
0,0	1,9	0,1	7,9	15	+4,66	🟥
0,7	5,3	0,4	4,0	5	+4,89	🟥
0,0	0,9	0,1	4,0	6	+3,49	🟥
2,3	9,5	0,3	4,2	11	+2,07	🟥
2,7	11,3	0,6	11,1	16	+9,78	🟥
2,6	11,4	0,6	6,0	13	+3,35	🟥

** Bei Lebensmitteln mit besonders hohem Gehalt sind die Mengenangaben grün unterlegt
*** 🟩 erlaubt, 🟨 Inhaltsstoffe beachten, 🟥 nur selten genießen

Lebensmittel (verzehrbarer Anteil)	Kalorien kcal/100 g	Kohlenhydrate * g/100 g	Gesamtfett g/100 g
Brandteig	202	15,9	12,5
Butterkeks	487	63,8	21,2
Croissant aus Blätterteig	511	45,3	33,6
Elisenlebkuchen	409	49,8	19,2
Englischer Teekuchen	369	52,3	15,2
Früchtebrot	351	53,4	11,6
Haselnussschnitte aus Rührmasse	441	53,0	22,5
Hefeblätterteig	430	43,7	25,7
Hefeteig	305	44,3	10,7
Käsesahnetorte	210	31,6	6,3
Kirschstrudel	220	34,8	7,1
Kokosmakronen	439	44,8	26,5
Kokosschnitte aus Rührmasse	421	37,9	27,1
Kräcker	381	75,8	3,3
Linzertorte	416	44,1	23,2
Mandelmakronen	456	34,9	29,5
Marmorkuchen aus Rührmasse	392	43,4	21,6
Muffin	220	39,1	3,6
Muffin mit Heidelbeeren	283	40,0	10,8
Muffin mit Schokolade	288	37,8	11,5
Mürbeteig	482	53,7	27,4
Nürnberger Lebkuchen	401	62,3	13,5
Pfeffernüsse	401	80,2	5,2
Printen	466	60,6	21,0
Quarkblätterteig	416	28,4	29,9
Quarkstrudel	226	28,2	8,0
Sachertorte	336	45,8	14,3
Salzstangen	350	76,0	0,5

* Bei Lebensmitteln mit hohem KH-Gehalt sind die g/100 g-Angaben rot unterlegt, mittlerer Gehalt: gelb, geringer Gehalt: grün

MCTs (Mittelkettige Fettsäuren) *** g/100 g	Einfach ungesättigte Fettsäuren ** g/100 g	Omega-3-Fettsäuren ** g/100 g	Protein g/100 g	Magnesium ** mg/100 g	PRAL mÄq/100 g	Ampel für LCHF ***
0,7	4,0	0,3	6,4	10	+3,91	🟥
1,5	6,2	0,3	9,8	41	+5,38	🟥
2,6	11,7	0,7	7,3	16	+3,71	🟥
0,0	12,1	0,2	9,0	80	+1,53	🟥
0,2	7,1	0,4	4,5	11	+0,64	🟥
0,0	7,7	0,1	6,8	47	−2,14	🟨
0,9	10,9	0,2	6,5	42	+2,45	🟥
1,8	7,6	0,4	6,5	16	+3,05	🟥
0,7	3,2	0,2	7,5	18	+3,72	🟥
0,3	2,1	0,1	5,9	10	+2,88	🟥
0,1	3,3	0,2	3,4	13	−0,49	🟥
15,1	1,6	0,0	5,3	41	−1,81	🟥
5,2	6,7	0,3	6,8	44	+2,98	🟥
0,2	0,9	0,1	10,7	15	+17,94	🟥
0,9	10,0	0,3	7,7	47	+3,79	🟥
0,0	19,5	0,2	13,0	132	+0,76	🟥
1,3	6,6	0,4	6,3	16	+6,00	🟥
0,1	0,9	0,0	7,1	19	+2,71	🟥
0,1	4,9	0,3	6,0	15	+7,77	🟥
0,1	4,7	0,2	7,9	89	+0,58	🟥
1,9	8,1	0,4	5,3	12	+2,64	🟥
0,0	7,7	0,1	6,7	47	+2,02	🟥
0,0	2,8	0,1	7,4	30	+4,64	🟥
0,3	12,6	0,1	8,3	80	+1,51	🟥
2,1	8,8	0,4	8,6	13	+5,51	🟥
0,1	3,7	0,2	9,6	13	+5,65	🟥
0,5	4,7	0,2	5,8	24	+3,20	🟥
0,0	0,1	0,0	9,1	0	+4,59	🟥

** Bei Lebensmitteln mit besonders hohem Gehalt sind die Mengenangaben grün unterlegt
*** 🟩 erlaubt, 🟨 Inhaltsstoffe beachten, 🟥 nur selten genießen

Lebensmittel (verzehrbarer Anteil)	Kalorien kcal/100 g	Kohlenhydrate * g/100 g	Gesamtfett g/100 g
Sandkuchen	438	44,8	26,5
Schwarzwälder Kirschtorte	251	21,6	16,5
Schweinsohren aus Blätterteig	500	53,3	29,5
Spritzgebäck aus Rührteig	532	54,2	32,2
Vanillekipferl aus Rührmasse	489	46,2	30,7
Waffel	557	41,9	40,9
Windbeutel aus Brandmasse	464	37,5	27,5
Zwieback	375	71,9	5,0
Zwiebelkuchen	173	18,8	7,7

Teigwaren, Nudeln			
Makkaroni	360	69,9	2,7
Schnitt-/Bandnudeln	360	69,9	2,7
Spaghetti	360	69,9	2,7
Spätzle	360	69,9	2,7
Suppennudeln	360	69,9	2,7
Vollkornteigwaren	323	60,6	2,5

Verschiedenes			
Hefe	83	1,1	1,2
Semmelbrösel	358	73,5	2,1

Zucker, Süßwaren und Süßstoffe			
Zucker und Honig			
Fruchtzucker	406	100,0	0,0
Honig	315	77,3	0,0
Invertzucker	406	100,0	0,0

* Bei Lebensmitteln mit hohem KH-Gehalt sind die g/100 g-Angaben rot unterlegt, mittlerer Gehalt: gelb, geringer Gehalt: grün

MCTs (Mittelkettige Fettsäuren) ** g/100 g	Einfach ungesättigte Fettsäuren ** g/100 g	Omega-3-Fettsäuren ** g/100 g	Protein g/100 g	Magnesium ** mg/100 g	PRAL mÄq/100 g	Ampel für LCHF ***
2,0	7,9	0,4	5,2	13	+3,43	🟥
1,0	5,0	0,2	3,9	13	+1,60	🟥
0,5	4,7	0,8	5,6	12	+2,25	🟥
1,9	11,5	0,4	6,7	38	+2,15	🟥
1,5	12,2	0,4	7,4	44	+4,54	🟥
2,6	12,5	0,6	6,1	11	+6,37	🟥
0,2	12,3	0,8	16,9	26	+11,68	🟥
0,0	0,5	0,1	9,8	19	+4,69	🟥
0,4	2,5	0,1	6,7	15	+2,78	🟥
0,0	0,3	0,1	12,7	60	+6,89	🟥
0,0	0,3	0,1	12,7	60	+6,89	🟥
0,0	0,3	0,1	12,7	60	+6,89	🟥
0,0	0,3	0,1	12,7	60	+6,89	🟥
0,0	0,3	0,1	12,7	60	+6,89	🟥
0,0	0,3	0,1	13,4	120	+8,50	🟥
0,0	0,4	0,0	16,7	60	+11,57	🟩
0,0	0,3	0,0	10,1	23	+4,67	🟥
0,0	0,0	0,0	0,0	0	−0,06	🟥
0,0	0,0	0,0	0,4	6	−0,39	🟥
0,0	0,0	0,0	0,0	0	−0,06	🟥

** Bei Lebensmitteln mit besonders hohem Gehalt sind die Mengenangaben 🟩 unterlegt
*** 🟩 erlaubt, 🟨 Inhaltsstoffe beachten, 🟥 nur selten genießen

Lebensmittel (verzehrbarer Anteil)	Kalorien kcal/100 g	Kohlenhydrate * g/100 g	Gesamtfett g/100 g
Malzzucker	406	100,0	0,0
Milchzucker	406	100,0	0,0
Traubenzucker	406	100,0	0,0
Vanillezucker	406	100,0	0,0
Zucker, braun, Rohzucker	395	97,4	0,0
Zucker, weiß	406	100,0	0,0
Süßwaren			
Apfelkraut, gesüßt	244	57,6	0,8
Apfelkraut, ungesüßt	223	50,1	1,6
Birnenkraut, gesüßt	225	53,7	0,9
Birnenkraut, ungesüßt	207	48,5	1,3
Bitterschokolade	394	46,6	18,1
Cremeeis	188	20,0	8,9
Eiskonfekt	523	57,3	31,1
Fondant	361	88,9	0,0
Fruchteis	132	28,2	1,4
Gelee, einfach	281	68,9	0,1
Gelee, extra	260	63,6	0,1
Geleefrüchte	330	79,5	0,2
Gummibonbons	188	45,0	0,0
Halwa	381	87,9	2,1
Hartkaramell	390	95,0	0,3
Hartkaramell, gefüllt	360	88,5	0,0
Hartkaramell, gefüllt mit Honig und Malz	360	88,5	0,0
Hartkaramell, Drops/Bonbons	390	95,0	0,3
Kakaogetränkepulver	391	77,4	6,0
Kakaopulver	339	11,7	23,8

* Bei Lebensmitteln mit hohem KH-Gehalt sind die g/100 g-Angaben rot unterlegt, mittlerer Gehalt: gelb, geringer Gehalt: grün

MCTs (Mittelkettige Fettsäuren) ** g/100 g	Einfach ungesättigte Fettsäuren ** g/100 g	Omega-3-Fettsäuren ** g/100 g	Protein g/100 g	Magnesium ** mg/100 g	PRAL mÄq/100 g	Ampel für LCHF ***
0,0	0,0	0,0	0,0	0	−0,06	🟥
0,0	0,0	0,0	0,0	0	−0,06	🟥
0,0	0,0	0,0	0,0	0	−0,06	🟥
0,0	0,0	0,0	0,0	0	−0,06	🟥
0,0	0,0	0,0	0,0	14	−2,08	🟥
0,0	0,0	0,0	0,0	0	−0,06	🟥
0,0	0,1	0,1	0,8	12	−5,12	🟥
0,0	0,2	0,1	1,5	23	−9,86	🟥
0,0	0,2	0,0	1,2	18	−6,26	🟥
0,0	0,4	0,0	1,7	27	−8,99	🟥
0,0	6,0	0,0	10,8	245	−11,45	🟥
0,3	3,1	0,2	6,6	18	+3,22	🟧
15,5	3,0	0,0	3,8	81	−3,71	🟧
0,0	0,0	0,0	0,0	10	−0,34	🟥
0,1	0,4	0,0	1,3	8	−0,89	🟧
0,0	0,0	0,0	0,1	2	−0,81	🟥
0,0	0,0	0,0	0,1	3	−0,95	🟥
0,0	0,0	0,0	1,6	12	−2,99	🟥
0,0	0,0	0,0	1,0	110	−14,46	🟥
0,0	1,4	0,0	1,3	12	−1,07	🟥
0,0	0,0	0,0	0,5	3	+0,37	🟧
0,0	0,0	0,0	0,2	6	−2,68	🟥
0,0	0,0	0,0	0,2	5	−2,45	🟥
0,0	0,1	0,0	0,5	3	+0,37	🟧
0,0	2,0	0,0	5,5	150	−3,21	🟥
0,0	8,0	0,0	19,7	446	−20,79	🟧

** Bei Lebensmitteln mit besonders hohem Gehalt sind die Mengenangaben grün unterlegt
*** 🟩 erlaubt, 🟧 Inhaltsstoffe beachten, 🟥 nur selten genießen

Lebensmittel (verzehrbarer Anteil)	Kalorien kcal/100 g	Kohlenhydrate * g/100 g	Gesamtfett g/100 g
Kakaopulver, stark entölt	254	13,7	11,7
Kaugummi	387	95,2	0,0
Kokosflocken aus Fondant	381	73,2	9,0
Konfitüre, einfach	282	69,1	0,1
Konfitüre, extra	261	63,6	0,2
Krokant	453	82,4	12,2
Lakritze	379	86,9	0,9
Maronencreme, süß	270	62,5	1,2
Marshmallows	333	80,0	0,0
Marzipan	457	69,1	17,0
Milchschokolade	535	55,8	31,0
Milchschokolade, Blätterkrokant	503	51,2	29,8
Milchschokolade, Mandelnougat	520	45,7	33,4
Milchschokolade mit Erdnüssen	519	49,5	31,8
Milchschokolade mit Mandeln	519	49,2	32,0
Milchschokolade, Mokka	521	52,3	31,2
Milchschokolade, Nougat	516	51,9	30,7
Milchschokolade, Vollmilch-Nuss	522	49,5	32,3
Milchspeiseeis	85	13,2	2,4
Müsliriegel	375	44,1	18,7
Nougat	475	65,5	21,1
Nuss-Nougat-Creme, süß	523	60,0	29,5
Orangensorbet	140	32,4	0,0
Ovomaltine	378	79,3	3,8
Persipan	459	77,8	13,2
Pfefferminzbonbon	406	98,0	0,7
Pfefferminzbruch	375	90,8	0,0

* Bei Lebensmitteln mit hohem KH-Gehalt sind die g/100 g-Angaben rot unterlegt, mittlerer Gehalt: gelb, geringer Gehalt: grün

MCTs (Mittelkettige Fettsäuren) g/100 g	Einfach ungesättigte Fettsäuren g/100 g	Omega-3-Fettsäuren g/100 g	Protein g/100 g	Magnesium mg/100 g	PRAL mÄq/100 g	Ampel für LCHF
0,0	3,9	0,0	23,0	522	−24,34	🟧
0,0	0,0	0,0	0,1	6	−0,26	🟥
5,2	0,5	0,0	1,0	11	−1,63	🟥
0,0	0,0	0,0	0,1	2	−0,93	🟥
0,0	0,0	0,0	0,1	3	−1,09	🟥
0,0	9,3	0,0	2,6	31	−0,43	🟥
0,0	0,1	0,0	4,5	19	−0,38	🟥
0,0	0,4	0,0	1,4	23	−5,81	🟥
0,0	0,0	0,0	2,0	0	+0,84	🟥
0,0	11,3	0,1	6,3	76	+0,19	🟥
0,2	9,5	0,0	8,4	72	−1,30	🟥
0,0	21,8	0,1	7,8	115	−2,95	🟥
0,2	12,0	0,2	9,5	114	−3,67	🟥
0,2	10,7	0,2	9,1	97	−2,85	🟥
0,2	11,2	0,2	8,8	100	−3,07	🟥
0,2	10,2	0,2	7,9	80	−2,81	🟥
0,2	10,4	0,1	8,2	93	−3,16	🟥
0,2	11,7	0,1	8,6	97	−3,19	🟥
0,2	0,7	0,0	2,3	9	−0,02	🟧
0,0	13,2	0,1	7,1	85	−0,02	🟥
0,0	15,4	0,0	5,5	82	−2,14	🟥
10,5	8,9	0,0	4,5	63	−1,94	🟥
0,0	0,0	0,0	0,2	4	−0,81	🟧
0,0	1,3	0,0	5,4	80	−2,58	🟥
0,0	7,5	0,0	6,5	61	+3,08	🟥
0,0	0,2	0,0	0,5	3	+0,08	🟥
0,0	0,0	0,0	0,1	3	−1,29	🟥

** Bei Lebensmitteln mit besonders hohem Gehalt sind die Mengenangaben grün unterlegt
*** 🟩 erlaubt, 🟧 Inhaltsstoffe beachten, 🟥 nur selten genießen

Lebensmittel (verzehrbarer Anteil)	Kalorien kcal/100 g	Kohlenhydrate * g/100 g	Gesamtfett g/100 g
Pflaumenmus	203	49,9	0,2
Rahmeis	255	14,0	21,7
Rumkugeln	404	69,2	10,4
Sahnekaramell	357	79,5	3,7
Schokolade, weiß	543	62,8	30,2
Sirup	322	79,0	0,0
Softeis	130	25,0	2,2
Toffee	449	71,1	17,2
Weichkaramell, gefüllt	387	74,9	9,2
Weichkaramellbonbons	449	71,1	17,2
Weinbrandbohne	387	69,1	6,1
Zartbitterschokolade	496	44,4	32,5
Zitronensorbet	142	32,1	0,1

Süßstoffe			
Mannit	236	99,0	0,0
Saccharin, Tabletten	250	0,0	0,0
Saccharin-Cyclamat-Mischung, flüssig	36	0,0	0,0
Saccharin-Cyclamat-Mischung, Tabletten	253	0,0	0,0
Sorbit	236	99,0	0,0
Sorbit-Saccharin-Mischung	238	99,8	0,0
Xylit	236	99,0	0,0

Nüsse und Samen			
Aprikosenkerne	604	13,4	50,7
Bambussprossen	19	1,0	0,3
Baumwollsaat	374	27,9	19,4

* Bei Lebensmitteln mit hohem KH-Gehalt sind die g/100 g-Angaben rot unterlegt, mittlerer Gehalt: gelb, geringer Gehalt: grün

MCTs (Mittelkettige Fettsäuren) g/100 g	Einfach ungesättigte Fettsäuren g/100 g	Omega-3-Fettsäuren g/100 g	Protein g/100 g	Magnesium mg/100 g	PRAL mÄq/100 g	Ampel für LCHF
0,0	0,0	0,0	0,9	3	−2,66	🟧
1,4	6,4	0,3	1,7	7	−0,01	🟧
0,0	3,4	0,0	2,0	46	−3,03	🟥
0,2	1,1	0,0	0,4	5	−2,09	🟥
0,4	9,8	0,2	5,1	20	−0,18	🟥
0,0	0,0	0,0	0,3	10	−4,75	🟥
0,1	0,7	0,0	2,1	11	−0,29	🟧
0,0	5,8	0,0	2,1	25	−2,90	🟥
5,1	0,6	0,0	0,5	5	−1,76	🟥
0,0	5,8	0,0	2,1	25	−2,90	🟥
0,0	2,0	0,0	1,3	30	−1,42	🟥
0,0	10,7	0,1	7,1	161	−7,52	🟧
0,0	0,0	0,0	0,2	7	−0,78	🟧
0,0	0,0	0,0	0,0	0	+0,00	🟧
0,0	0,0	0,0	0,0	0	+0,00	🟧
0,0	0,0	0,0	0,0	0	+0,00	🟧
0,0	0,0	0,0	0,0	0	+0,00	🟧
0,0	0,0	0,0	0,0	0	+0,00	🟧
0,0	0,0	0,0	0,0	0	+0,00	🟧
0,0	0,0	0,0	0,0	0	+0,00	🟧
0,0	29,0	0,1	25,0	234	+12,05	🟩
0,0	0,0	0,0	2,6	3	−7,03	🟩
0,1	3,8	0,2	21,9	611	+10,92	🟧

** Bei Lebensmitteln mit besonders hohem Gehalt sind die Mengenangaben grün unterlegt
*** 🟩 erlaubt, 🟧 Inhaltsstoffe beachten, 🟥 nur selten genießen

Lebensmittel (verzehrbarer Anteil)	Kalorien kcal/100 g	Kohlenhydrate * g/100 g	Gesamtfett g/100 g
Bohnensprossen	41	5,8	0,3
Cashewkerne	574	30,6	42,9
Cashewkerne, geröstet	594	25,3	48,2
Cashewkerne, geröstet und gesalzen	583	24,8	47,3
Cashewmus, pur	617	26,8	49,4
Chia	486	38,0	31,0
Edelkastanien	178	37,2	2,0
Edelkastanien (Maronen), Maronenmehl	184	38,3	2,1
Erdnüsse	568	9,7	48,1
Erdnussflips	530	45,4	34,6
Erdnussbutter, -mus	597	12,2	50,0
Haselnüsse	635	10,6	61,0
Haselnussmark, ungezuckert	654	11,0	62,8
Haselnussmus	654	11,0	62,8
Hickorynüsse	686	4,6	71,3
Kokosfruchtfleisch	355	4,8	36,1
Kokosmilch	24	4,9	0,4
Kokosnuss	355	4,8	36,1
Kokosnussraspeln	610	6,4	63,3
Kürbiskerne	560	14,2	45,6
Leinsamen	372	0,0	30,9
Luzernensprossen (Alfalfa)	32	2,2	0,7
Macadamianüsse	676	0,0	73,0
Macadamianüsse, geröstet	706	0,0	76,5
Macadamianüsse, geröstet und gesalzen	692	0,0	75,0
Mandeln, bitter	559	4,2	52,4
Mandeln, süß	559	4,2	52,4

* Bei Lebensmitteln mit hohem KH-Gehalt sind die g/100 g-Angaben rot unterlegt, mittlerer Gehalt: gelb, geringer Gehalt: grün

MCTs (Mittelkettige Fettsäuren) ** g/100 g	Einfach ungesättigte Fettsäuren ** g/100 g	Omega-3-Fettsäuren *** g/100 g	Protein g/100 g	Magnesium ** mg/100 g	PRAL mÄq/100 g	Ampel für LCHF ***
0,0	0,0	0,1	3,5	50	−4,20	grün
1,0	27,0	0,2	17,3	272	+4,47	gelb
1,2	31,5	0,2	16,2	255	+5,38	gelb
1,1	30,9	0,2	15,8	252	+5,28	gelb
1,2	32,3	0,2	17,6	258	+6,78	gelb
0,0	3,0	17,8	16,5	335	+14,46	gelb
0,0	0,7	0,1	2,4	39	−9,73	gelb
0,0	0,7	0,1	2,5	40	−10,00	gelb
0,0	23,7	0,4	25,5	168	+6,68	grün
0,0	16,8	0,3	9,7	45	+3,93	rot
0,0	25,2	0,0	26,1	180	+4,83	grün
0,0	46,7	0,1	13,0	157	−1,96	grün
0,0	48,1	0,1	13,4	161	−2,00	grün
0,0	48,1	0,1	13,4	161	−2,00	grün
0,0	43,8	0,8	9,1	136	+0,62	grün
20,9	2,1	0,0	3,9	39	−3,43	grün
0,2	0,0	0,0	0,3	30	−5,78	grün
20,9	2,1	0,0	3,9	39	−3,43	grün
36,4	3,8	0,0	6,2	90	−5,46	grün
0,0	10,6	0,3	24,4	402	+14,59	grün
0,0	5,6	16,7	24,4	350	+13,79	grün
0,0	0,1	0,2	4,0	27	+1,77	grün
0,1	56,6	1,0	7,5	108	+1,30	grün
0,1	59,3	1,0	7,3	117	+0,40	grün
0,1	58,2	1,0	7,1	117	+0,37	grün
0,0	34,7	0,3	19,4	233	+0,76	grün
0,0	34,7	0,3	19,4	233	+0,76	grün

** Bei Lebensmitteln mit besonders hohem Gehalt sind die Mengenangaben grün unterlegt
*** ■ erlaubt, ■ Inhaltsstoffe beachten, ■ nur selten genießen

Lebensmittel (verzehrbarer Anteil)	Kalorien kcal/100 g	Kohlenhydrate * g/100 g	Gesamtfett g/100 g
Mandeln, süß, geröstet	586	7,0	53,7
Mandeln, süß, geröstet und gesalzen	575	6,9	52,7
Mandelmehl, süß	587	4,4	55,0
Mandelmus, pur	664	19,7	59,1
Mandelmus, süß	587	4,4	55,0
Mohn	477	4,2	42,8
Mungobohnensprossen	23	1,8	0,3
Paranüsse	660	3,5	66,7
Paranüsse, geröstet	679	3,2	69,6
Paranüsse, geröstet und gesalzen	666	3,1	68,3
Pecannüsse	686	4,6	71,3
Pecannüsse, geröstet	716	14,4	71,2
Pfirsichkerne	604	13,4	50,7
Pinienkerne	575	7,3	50,7
Pistazien	577	13,7	50,4
Pistazien, geröstet	627	15,9	55,4
Pistazien, geröstet und gesalzen	615	15,6	54,3
Pistazienmark, ungezuckert	595	14,1	52,0
Saflorsaat	535	31,8	38,5
Sesam	563	9,6	50,9
Sojasprossen	52	4,7	1,2
Sonnenblumenkerne	574	12,3	49,0
Studentenfutter mit Erdnüssen	482	30,5	33,0
Walnüsse	667	11,2	63,6
Wasserkastanien	64	14,0	0,2

* Bei Lebensmitteln mit hohem KH-Gehalt sind die g/100 g-Angaben rot unterlegt, mittlerer Gehalt: gelb, geringer Gehalt: grün

MCTs (Mittelkettige Fettsäuren) ** g/100 g	Einfach ungesättigte Fettsäuren ** g/100 g	Omega-3-Fettsäuren g/100 g	Protein g/100 g	Magnesium ** mg/100 g	PRAL mAq/100 g	Ampel für LCHF ***
0,0	36,5	0,3	20,4	290	+3,43	🟩
0,0	35,8	0,3	20,0	287	+3,33	🟩
0,0	36,5	0,3	20,4	245	+0,80	🟩
0,0	40,2	0,3	15,1	300	−3,19	🟩
0,0	36,5	0,3	20,4	245	+0,80	🟩
0,0	5,2	0,4	20,1	333	−0,97	🟩
0,0	0,0	0,0	3,1	19	−0,17	🟩
0,0	22,0	0,0	13,9	183	+10,70	🟩
0,0	25,0	0,9	12,6	166	+9,72	🟩
0,0	24,5	0,8	12,4	165	+9,55	🟩
0,0	43,8	0,8	9,1	136	+0,62	🟩
0,0	44,2	0,8	7,0	130	+2,94	🟩
0,0	29,0	0,1	25,0	234	+12,05	🟩
0,0	19,6	0,6	24,0	235	+11,58	🟩
0,0	32,8	0,2	18,6	155	+0,26	🟩
0,1	37,3	0,3	17,9	130	−0,31	🟩
0,1	36,6	0,3	17,5	130	−0,32	🟩
0,1	33,8	0,3	19,2	160	+0,23	🟩
0,0	4,6	0,2	16,2	300	+8,24	🟧
0,0	19,0	0,3	18,2	350	+2,64	🟩
0,0	0,1	0,5	5,5	18	−0,43	🟩
0,0	11,0	0,2	22,5	395	+7,40	🟩
0,1	18,6	0,2	15,3	133	−1,59	🟧
0,0	10,3	6,9	14,6	139	+6,17	🟩
0,0	0,1	0,0	1,4	22	−8,68	🟩

** Bei Lebensmitteln mit besonders hohem Gehalt sind die Mengenangaben grün unterlegt
*** 🟩 erlaubt, 🟧 Inhaltsstoffe beachten, 🟥 nur selten genießen

Lebensmittel (verzehrbarer Anteil)	Kalorien kcal/100 g	Kohlenhydrate * g/100 g	Gesamtfett g/100 g
Hülsenfrüchte			
Bohnen, dick (Saubohnen)	84	12,5	0,5
Bohnen, dick (Saubohnen) reif	234	27,3	1,8
Bohnen, grün	25	3,4	0,2
Bohnen, weiß	273	42,2	1,6
Bohnensalat, Sauerkonserve	20	2,3	0,1
Bohnensuppe, serbisch, Konserve	62	6,3	2,6
Buschbohnen, grün	25	3,4	0,2
Chinabohnen	113	17,0	0,8
Chinabohnen, reif	278	41,7	1,4
Erbsen, reif	278	41,9	1,4
Feuerbohnen (Prunkbohnen)	84	12,5	0,5
Goabohnen, reif	310	7,8	16,2
Kichererbsen	146	22,3	2,7
Kichererbsen, gekeimt	32	1,9	0,3
Kidneybohnen	251	36,5	1,4
Limabohne	65	12,0	0,2
Linsen, reif	309	49,3	1,4
Miso	115	4,7	6,1
Mungobohnen, reif	288	44,5	1,2
Natto	176	1,8	11,0
Sojabohnen	143	10,4	5,9
Sojabohnenpulver	427	29,8	17,8
Sojabohnen, reif	358	0,4	23,3
Sojabrot	358	0,4	23,3
Sojaeiweiß	285	0,2	0,5
Sojamehl	345	0,4	21,1
Sojamilch, flüssig	152	0,2	9,8

* Bei Lebensmitteln mit hohem KH-Gehalt sind die g/100 g-Angaben rot unterlegt, mittlerer Gehalt: gelb, geringer Gehalt: grün

MCTs (Mittelkettige Fettsäuren) ** g/100 g	Einfach ungesättigte Fettsäuren *** g/100 g	Omega-3-Fettsäuren *** g/100 g	Protein g/100 g	Magnesium ** mg/100 g	PRAL mÄq/100 g	Ampel für LCHF ***
0,0	0,0	0,2	7,0	38	−1,93	■
0,0	0,4	0,1	26,1	190	−0,76	▨
0,0	0,0	0,1	2,2	24	−3,87	■
0,0	0,1	0,6	21,5	155	−9,97	▨
0,0	0,0	0,0	1,5	20	−2,74	■
0,1	1,2	0,1	3,3	26	−1,32	■
0,0	0,0	0,1	2,2	24	−3,87	■
0,0	0,1	0,1	9,0	51	−3,26	■
0,0	0,1	0,2	23,5	195	−12,18	▨
0,0	0,2	0,1	22,9	116	+1,69	▨
0,0	0,0	0,2	7,0	38	−1,93	■
0,0	2,7	1,3	33,1	170	+1,25	■
0,0	0,2	0,6	7,7	55	+4,31	■
0,0	0,1	0,0	5,1	18	+1,17	■
0,0	0,1	0,5	22,1	150	−7,97	▨
0,0	0,0	0,1	3,4	24	−2,00	■
0,0	0,2	0,1	23,5	129	+4,81	▨
0,0	1,1	0,4	10,5	120	+5,56	■
0,0	0,2	0,6	23,5	221	+14,38	▨
0,0	2,0	0,8	17,7	90	+6,51	■
0,0	1,2	0,3	11,9	24	+5,67	■
0,0	3,6	1,1	35,9	66	+17,91	▨
0,0	5,1	1,4	37,0	250	−9,07	■
0,0	5,1	1,4	37,0	250	−9,07	■
0,0	0,1	0,0	69,0	300	+9,35	■
0,0	4,0	1,5	38,6	265	−12,30	■
0,0	2,2	0,6	15,9	100	−0,63	■

** Bei Lebensmitteln mit besonders hohem Gehalt sind die Mengenangaben grün unterlegt
*** ■ erlaubt, ■ Inhaltsstoffe beachten, ■ nur selten genießen

Lebensmittel (verzehrbarer Anteil)	Kalorien kcal/100 g	Kohlenhydrate * g/100 g	Gesamtfett g/100 g
Sojasauce	109	5,5	5,3
Sojasauce, weiße	379	0,4	26,4
Stangenbohnen, grün	25	3,4	0,2
Strauchbohnen	88	11,0	1,5
Straucherbsen, reif	286	47,0	1,4
Tamarinden (Sauerdattel), reif	207	37,6	0,2
Tempeh	152	1,8	7,7
Tofu	77	0,5	4,8
Wachsbohnen	32	5,5	0,2
Yuba, getrocknet	441	3,8	24,1
Zuckererbsen	60	10,0	0,2

Obst			
Acerola	20	3,4	0,2
Ananas	56	12,4	0,2
Apfel	53	11,7	0,4
Aprikose	43	8,7	0,1
Avocado	188	0,4	20,2
Banane	95	21,3	0,2
Baumstachelbeere	30	4,4	0,5
Birne	52	12,3	0,3
Boysenbeere	38	7,2	0,3
Brombeere	33	3,3	1,0
Brotfrucht	114	25,6	0,3
Carissa	79	16,1	1,1
Cherimoya	72	15,0	0,3
Clementine	46	9,0	0,3

* Bei Lebensmitteln mit hohem KH-Gehalt sind die g/100 g-Angaben rot unterlegt, mittlerer Gehalt: gelb, geringer Gehalt: grün

MCTs (Mittelkettige Fettsäuren) g/100 g	Einfach ungesättigte Fettsäuren g/100 g	Omega-3-Fettsäuren g/100g	Protein g/100g	Magnesium mg/100 g	PRAL mÄq/100 g	Ampel für LCHF
0,0	1,0	0,4	9,7	71	−3,41	🟩
0,0	5,3	1,4	35,5	245	−11,33	🟩
0,0	0,0	0,1	2,2	24	−3,87	🟩
0,0	0,0	0,0	7,2	26	−3,91	🟩
0,0	0,2	0,1	20,2	130	−4,11	🟨
0,0	0,1	0,0	2,3	92	−11,11	🟨
0,0	1,4	0,6	19,0	230	+5,09	🟩
0,0	0,9	0,3	8,1	110	+2,60	🟩
0,0	0,0	0,1	1,7	27	−3,97	🟩
0,0	4,3	1,7	52,3	240	+2,01	🟩
0,0	0,0	0,0	4,0	30	−2,42	🟩
0,0	0,0	0,0	0,2	13	−1,72	🟩
0,0	0,0	0,0	0,5	16	−3,45	🟩
0,0	0,0	0,0	0,3	5	−2,36	🟩
0,0	0,0	0,0	0,9	10	−5,15	🟩
0,0	14,7	0,1	1,9	29	−8,66	🟩
0,0	0,0	0,0	1,2	33	−7,46	🟨
0,0	0,1	0,0	1,2	9	−2,84	🟩
0,0	0,1	0,0	0,4	7	−2,21	🟩
0,0	0,0	0,1	0,5	18	−2,73	🟩
0,0	0,1	0,3	1,2	27	−3,56	🟩
0,0	0,0	0,0	1,4	25	−8,13	🟨
0,0	0,2	0,1	0,5	16	−5,50	🟩
0,0	0,1	0,1	1,5	24	−6,41	🟩
0,0	0,1	0,0	0,7	11	−3,44	🟩

** Bei Lebensmitteln mit besonders hohem Gehalt sind die Mengenangaben grün unterlegt
*** 🟩 erlaubt, 🟨 Inhaltsstoffe beachten, 🟥 nur selten genießen

Lebensmittel (verzehrbarer Anteil)	Kalorien kcal/100 g	Kohlenhydrate * g/100 g	Gesamtfett g/100 g
Dattel	288	66,8	0,5
Erdbeere	35	6,1	0,4
Feige	68	14,5	0,4
Feijoa	44	8,0	0,5
Granatapfel	78	16,8	0,6
Grapefruit	47	8,1	0,1
Guave	37	6,3	0,6
Hagebutte	107	18,8	0,6
Heidelbeere	48	8,8	0,6
Himbeere	36	5,3	0,3
Holunderbeere	49	7,8	0,5
Jackfrucht	78	16,8	0,4
Jambuse	34	6,8	0,3
Johannisbeere, rot	45	7,7	0,2
Johannisbeere, schwarz	56	10,0	0,2
Johannisbeere, weiß	52	9,5	0,2
Jujube	105	23,5	0,3
Kaki	72	16,3	0,3
Kaktusbirne	39	7,6	0,4
Kantalupe-Melone	29	6,0	0,1
Kapstachelbeere	71	12,3	1,0
Kiwi	61	10,9	0,6
Kochbanane	123	28,3	0,3
Kumquat	67	14,1	0,3
Limette	47	1,9	2,4
Litchi	75	16,6	0,3
Loganbeere	26	3,4	0,0
Longan	54	10,1	0,8

* Bei Lebensmitteln mit hohem KH-Gehalt sind die g/100 g-Angaben rot unterlegt, mittlerer Gehalt: gelb, geringer Gehalt: grün

MCTs (Mittelket-tige Fettsäuren) ** g/100 g	Einfach ungesättigte Fettsäuren ** g/100 g	Omega-3-Fettsäuren ** g/100 g	Protein g/100 g	Magnesium ** mg/100 g	PRAL mÄq/100 g	Ampel für LCHF ***
0,0	0,1	0,0	2,1	50	−11,94	🟧
0,0	0,1	0,1	0,8	14	−2,54	🟩
0,0	0,1	0,0	1,1	19	−4,45	🟩
0,0	0,1	0,0	1,0	15	−5,33	🟩
0,0	0,1	0,0	0,8	3	−4,97	🟩
0,0	0,0	0,0	0,7	10	−3,07	🟩
0,0	0,1	0,1	0,9	14	−5,02	🟩
0,0	0,1	0,2	3,6	72	−3,30	🟩
0,0	0,1	0,2	0,6	2	−0,96	🟩
0,0	0,0	0,1	1,3	26	−2,84	🟩
0,0	0,0	0,1	2,5	30	−4,35	🟩
0,0	0,1	0,0	1,2	37	−7,54	🟩
0,0	0,1	0,0	0,6	5	−2,09	🟩
0,0	0,0	0,0	1,2	13	−4,23	🟩
0,0	0,0	0,0	1,3	18	−6,14	🟩
0,0	0,0	0,0	1,0	10	−4,84	🟩
0,0	0,1	0,0	1,4	10	−4,65	🟧
0,0	0,0	0,0	0,6	9	−2,81	🟩
0,0	0,1	0,0	0,9	85	−3,05	🟩
0,0	0,0	0,0	0,8	12	−5,39	🟩
0,0	0,2	0,1	2,2	8	−1,41	🟩
0,0	0,1	0,0	1,0	21	−5,51	🟩
0,0	0,1	0,0	1,0	35	−6,05	🟧
0,0	0,1	0,0	0,7	14	−2,55	🟩
0,0	0,4	0,4	0,6	15	−1,64	🟩
0,0	0,1	0,0	0,9	10	−2,44	🟩
0,0	0,0	0,0	1,1	25	−5,14	🟩
0,0	0,1	0,1	1,1	10	−4,22	🟩

** Bei Lebensmitteln mit besonders hohem Gehalt sind die Mengenangaben grün unterlegt
*** 🟩 erlaubt, 🟧 Inhaltsstoffe beachten, 🟥 nur selten genießen

Lebensmittel (verzehrbarer Anteil)	Kalorien kcal/100 g	Kohlenhydrate * g/100 g	Gesamtfett g/100 g
Mameyapfel	57	12,4	0,4
Mandarine	51	10,2	0,3
Mango	63	13,5	0,4
Maracuja (Passionsfrucht)	103	21,2	0,7
Maulbeere	44	8,1	0,0
Mirabelle	64	13,9	0,2
Mispel	49	10,6	0,2
Mispel, japanisch	53	11,6	0,2
Moosbeere	36	3,9	0,7
Naranjilla	53	10,6	0,2
Nektarine	57	12,4	0,1
Netzannone	103	21,8	0,6
Oliven, grün	130	3,0	12,7
Oliven, grün, gesäuert	143	1,8	13,9
Oliven, schwarz	345	4,9	35,8
Oliven, schwarz, gesäuert	353	4,9	35,8
Orange	47	9,3	0,2
Pampelmuse	46	9,4	0,0
Papaya	13	2,4	0,1
Passionsfrucht	80	13,4	0,5
Persimone	138	32,0	0,4
Pfirsich	41	9,0	0,1
Pflaumen	47	10,0	0,2
Preiselbeere	39	7,1	0,5
Quitte	41	8,0	0,5
Reineclaude	62	13,3	0,1
Rhabarber	13	1,3	0,1
Rosine	298	66,2	0,6

* Bei Lebensmitteln mit hohem KH-Gehalt sind die g/100 g-Angaben rot unterlegt, mittlerer Gehalt: gelb, geringer Gehalt: grün

MCTs (Mittelket- tige Fettsäuren) ** g/100 g	Einfach ungesättigte Fettsäuren ** g/100 g	Omega-3- Fettsäuren** g/100 g	Protein g/100 g	Magnesium ** mg/100 g	PRAL mÄq/100 g	Ampel für LCHF ***
0,0	0,1	0,0	0,5	6	−0,63	🟩
0,0	0,1	0,0	0,7	11	−3,40	🟩
0,0	0,2	0,1	0,6	17	−3,40	🟩
0,0	0,1	0,1	2,2	40	−3,81	🟨
0,0	0,0	0,0	1,3	15	−3,91	🟩
0,0	0,0	0,0	0,7	15	−3,81	🟩
0,0	0,0	0,0	0,5	11	−4,65	🟩
0,0	0,0	0,0	0,5	11	−4,87	🟩
0,0	0,1	0,2	0,4	7	−1,61	🟩
0,0	0,0	0,0	1,1	14	−1,79	🟩
0,0	0,0	0,0	0,9	10	−3,51	🟩
0,0	0,1	0,0	1,7	18	−7,21	🟨
0,0	9,1	0,1	1,4	22	−1,21	🟩
0,0	9,9	0,1	1,4	19	−1,37	🟩
0,0	25,6	0,3	2,2	16	−0,48	🟩
0,0	25,6	0,3	2,2	16	−0,10	🟩
0,0	0,1	0,0	1,0	12	−3,17	🟩
0,0	0,0	0,0	0,8	6	−3,72	🟩
0,0	0,0	0,0	0,6	38	−4,92	🟩
0,0	0,1	0,0	2,4	39	−3,29	🟩
0,0	0,1	0,0	0,8	8	−5,72	🟨
0,0	0,0	0,0	0,8	9	−2,77	🟩
0,0	0,0	0,0	0,6	9	−3,61	🟩
0,0	0,1	0,2	0,3	6	−1,29	🟩
0,0	0,2	0,0	0,4	8	−3,59	🟩
0,0	0,0	0,0	0,8	10	−4,26	🟩
0,0	0,0	0,0	0,7	13	−5,83	🟩
0,0	0,0	0,0	2,5	15	−11,94	🟨

** Bei Lebensmitteln mit besonders hohem Gehalt sind die Mengenangaben 🟩 grün unterlegt
*** 🟩 erlaubt, 🟨 Inhaltsstoffe beachten, 🟥 nur selten genießen

Lebensmittel (verzehrbarer Anteil)	Kalorien kcal/100 g	Kohlenhydrate * g/100 g	Gesamtfett g/100 g
Sanddornbeere	93	4,9	7,1
Sapote	96	20,7	0,5
Satsuma	46	9,4	0,0
Sauerkirsche	57	11,0	0,4
Schlehe	71	12,0	1,1
Stachelanonne	72	15,5	0,3
Stachelbeere	42	8,1	0,2
Sultanine	298	66,2	0,6
Surinam-Kirsche	47	9,4	0,4
Süßkirsche	64	13,4	0,3
Tangerine	45	9,0	0,2
Vogelbeere	99	20,3	2,0
Wassermelone	38	8,3	0,2
Weintraube, rot	71	15,6	0,3
Weintraube, weiß	71	15,6	0,3
Wintermelone	28	5,7	0,1
Zibetfrucht (Durian)	85	14,0	1,8
Zitrone	56	7,9	0,7
Zuckermelone	29	6,0	0,1

Gemüse, Gemüseprodukte und Salate			
Artischocken	23	2,6	0,1
Aubergine	17	2,5	0,2
Blattspinat	18	0,6	0,3
Blumenkohl	23	2,4	0,3
Brokkoli	27	2,5	0,2

* Bei Lebensmitteln mit hohem KH-Gehalt sind die g/100 g-Angaben rot unterlegt, mittlerer Gehalt: gelb, geringer Gehalt: grün

MCTs (Mittelkettige Fettsäuren) ** g/100 g	Einfach ungesättigte Fettsäuren ** g/100 g	Omega-3-Fettsäuren ** g/100 g	Protein g/100 g	Magnesium ** mg/100 g	PRAL mÄq/100 g	Ampel für LCHF ***
0,0	0,9	1,8	1,4	30	−3,10	🟩
0,0	0,1	0,0	1,4	20	−3,93	🟧
0,0	0,0	0,0	0,8	6	−3,72	🟩
0,0	0,1	0,1	0,9	8	−1,58	🟩
0,0	0,1	0,3	0,7	24	−5,08	🟩
0,0	0,1	0,0	1,0	21	−4,89	🟩
0,0	0,0	0,0	0,8	13	−3,39	🟩
0,0	0,0	0,0	2,5	15	−11,94	🟧
0,0	0,1	0,0	0,8	12	−1,77	🟩
0,0	0,1	0,0	1,0	11	−3,71	🟩
0,0	0,1	0,0	0,8	11	−3,14	🟩
0,0	0,2	0,5	1,5	17	−3,95	🟩
0,0	0,0	0,0	0,6	3	−2,84	🟩
0,0	0,0	0,0	0,7	9	−3,38	🟩
0,0	0,0	0,0	0,7	9	−3,38	🟩
0,0	0,0	0,0	0,9	8	−3,98	🟩
0,0	0,3	0,1	2,7	8	−9,97	🟩
0,0	0,0	0,1	0,8	26	−3,05	🟩
0,0	0,0	0,0	0,8	12	−5,39	🟩

MCTs (Mittelkettige Fettsäuren) ** g/100 g	Einfach ungesättigte Fettsäuren ** g/100 g	Omega-3-Fettsäuren ** g/100 g	Protein g/100 g	Magnesium ** mg/100 g	PRAL mÄq/100 g	Ampel für LCHF ***
0,0	0,0	0,0	2,6	27	−3,30	🟩
0,0	0,0	0,0	1,1	11	−3,89	🟩
0,0	0,0	0,2	2,6	60	−12,08	🟩
0,0	0,0	0,1	2,5	16	−4,35	🟩
0,0	0,0	0,1	3,5	23	−4,64	🟩

** Bei Lebensmitteln mit besonders hohem Gehalt sind cie Mengenangaben 🟩 grün unterlegt
** 🟩 erlaubt, 🟧 Inhaltsstoffe beachten, 🟥 nur selten ger ießen

Lebensmittel (verzehrbarer Anteil)	Kalorien kcal/100 g	Kohlenhydrate * g/100 g	Gesamtfett g/100 g
Brunnenkresse	19	2,0	0,3
Chayote	23	4,6	0,1
Chicorée	18	2,6	0,2
Chinakohl	13	1,2	0,3
Cornichons, Sauerkonserve	12	1,4	0,1
Eisbergsalat	13	1,6	0,2
Endiviensalat (Escariol)	11	0,3	0,2
Erbsen grün	78	11,4	0,5
Feldsalat (Rapunzel)	15	0,7	0,4
Fenchel	23	2,8	0,3
Flaschenkürbis (Kalebasse)	14	2,7	0,1
Gemüsepaprika, gelb	30	5,3	0,3
Gemüsepaprika, grün	20	3,0	0,3
Gemüsepaprika, rot	37	6,4	0,5
Gemüsezwiebel	31	5,7	0,3
Gewürzgurken, Sauerkonserve	12	1,4	0,1
Grünkohl	37	2,6	0,9
Gurke	12	1,7	0,2
Kardone	22	4,3	0,1
Karottensalat, Sauerkonserve	23	3,9	0,1
Knollensellerie	19	2,3	0,3
Kohlrabi	26	4,1	0,1
Kohlroulade, Konserve	86	3,0	5,8
Kohlrübe	30	5,6	0,2
Kopfsalat	12	1,2	0,2
Kürbis	27	4,9	0,2
Löwenzahn	54	9,1	0,6
Mangold	25	3,0	0,3

* Bei Lebensmitteln mit hohem KH-Gehalt sind die g/100 g-Angaben rot unterlegt, mittlerer Gehalt: gelb, geringer Gehalt: grün

MCTs (Mittelkettige Fettsäuren) ** g/100 g	Einfach ungesättigte Fettsäuren ** g/100 g	Omega-3-Fettsäuren ** g/100 g	Protein g/100 g	Magnesium ** mg/100 g	PRAL mÄq/100 g	Ampel für LCHF ***
0,0	0,0	0,1	1,9	31	−5,74	🟩
0,0	0,0	0,0	0,8	14	+2,57	🟩
0,0	0,0	0,0	1,2	12	−3,15	🟩
0,0	0,0	0,1	1,2	11	−2,46	🟩
0,0	0,0	0,0	0,5	11	−1,71	🟩
0,0	0,0	0,1	1,0	7	−2,56	🟩
0,0	0,0	0,0	1,7	11	−5,26	🟩
0,0	0,2	0,0	6,4	32	−0,33	🟩
0,0	0,0	0,1	1,9	13	−6,62	🟩
0,0	0,0	0,0	2,1	49	−9,77	🟩
0,0	0,0	0,0	0,4	9	−2,30	🟩
0,0	0,0	0,0	1,2	16	−3,59	🟩
0,0	0,0	0,0	1,0	11	−2,51	🟩
0,0	0,0	0,0	1,3	14	−4,21	🟩
0,0	0,0	0,0	1,3	11	−1,74	🟩
0,0	0,0	0,0	0,5	11	−1,71	🟩
0,0	0,1	0,3	4,2	31	−7,87	🟩
0,0	0,0	0,0	0,6	9	−2,30	🟩
0,0	0,0	0,0	0,7	42	−9,21	🟩
0,0	0,0	0,0	0,7	15	−3,60	🟩
0,0	0,0	0,0	1,7	9	−4,07	🟩
0,0	0,0	0,0	1,9	43	−6,79	🟩
0,0	2,6	0,1	5,5	20	−0,18	🟩
0,0	0,0	0,0	1,1	11	−4,32	🟩
0,0	0,0	0,0	1,2	11	−3,78	🟩
0,0	0,0	0,1	1,2	22	−5,65	🟩
0,0	0,0	0,1	1,3	36	−8,37	🟩
0,0	0,0	0,3	2,6	36	−8,37	🟩
0,0	0,0	0,1	2,1	81	−8,80	🟩

** Bei Lebensmitteln mit besonders hohem Gehalt sind die Mengenangaben grün unterlegt
*** 🟩 erlaubt, 🟨 Inhaltsstoffe beachten, 🟥 nur selten genießen

Lebensmittel (verzehrbarer Anteil)	Kalorien kcal/100 g	Kohlenhydrate * g/100 g	Gesamtfett g/100 g
Melde	25	3,0	0,3
Mixed Pickles	36	6,1	0,3
Möhre	30	5,9	0,2
Okra	21	2,3	0,2
Oliven, grün	130	3,0	12,7
Oliven, grün, gesäuert	143	1,8	13,9
Oliven, schwarz	345	4,9	35,8
Oliven, schwarz, gesäuert	353	4,9	35,8
Pak Choi	13	1,2	0,3
Palmenherz	36	6,0	0,1
Paprikaschote	20	3,0	0,3
Pastinake	23	2,9	0,4
Perlzwiebel	75	16,5	0,2
Porree	26	3,5	0,4
Portulak	26	4,1	0,3
Radicchio	14	1,5	0,2
Radieschen	14	2,2	0,1
Rettich	14	2,2	0,2
Romanosalat	16	1,7	0,2
Rosenkohl	37	3,7	0,4
Rote Rübe	43	8,5	0,1
Rote Bete, Sauerkonserve	31	5,6	0,1
Rotkohl	24	3,7	0,2
Sauerkraut, abgetropft	17	0,8	0,3
Schalotte	22	3,3	0,2
Schwarzwurzel	16	1,9	0,2
Sellerie	17	2,4	0,2

* Bei Lebensmitteln mit hohem KH-Gehalt sind die g/100 g-Angaben rot unterlegt, mittlerer Gehalt: gelb, geringer Gehalt: grün

MCTs (Mittelket- tige Fettsäuren) ** g/100 g	Einfach ungesättigte Fettsäuren ** g/100 g	Omega-3- Fettsäuren ** g/100 g	Protein g/100 g	Magnesium ** mg/100 g	PRAL mÄq/100 g	Ampel für LCHF ***
0,0	0,0	0,1	2,2	65	−9,02	🟩
0,0	0,1	0,0	1,3	17	−2,04	🟩
0,0	0,0	0,0	0,9	16	−5,17	🟩
0,0	0,0	0,0	2,2	61	−5,34	🟩
0,0	9,1	0,1	1,4	22	−1,21	🟩
0,0	9,9	0,1	1,4	19	−1,37	🟩
0,0	25,6	0,3	2,2	16	−0,48	🟩
0,0	25,6	0,3	2,2	16	−0,10	🟩
0,0	0,0	0,1	1,2	11	−2,46	🟩
0,0	0,0	0,0	2,5	26	−4,12	🟩
0,0	0,0	0,0	1,0	11	−2,51	🟩
0,0	0,0	0,0	1,4	24	−7,88	🟩
0,0	0,0	0,0	1,5	10	−3,44	🟩
0,0	0,0	0,1	2,0	17	−3,85	🟩
0,0	0,0	0,0	1,5	151	−11,57	🟩
0,0	0,0	0,1	1,2	11	−4,26	🟩
0,0	0,0	0,0	1,0	8	−4,50	🟩
0,0	0,0	0,1	0,9	16	−5,67	🟩
0,0	0,0	0,1	1,6	5	−4,27	🟩
0,0	0,0	0,2	4,2	22	−4,59	🟩
0,0	0,0	0,0	1,6	23	−5,95	🟩
0,0	0,0	0,0	1,1	20	−4,09	🟩
0,0	0,0	0,0	1,5	17	−4,61	🟩
0,0	0,0	0,1	1,5	14	−4,71	🟩
0,0	0,0	0,0	1,5	4	−4,64	🟩
0,0	0,0	0,1	1,4	23	−5,90	🟩
0,0	0,0	0,1	1,1	12	−5,99	🟩

** Bei Lebensmitteln mit besonders hohem Gehalt sind die Mengenangaben grün unterlegt
*** 🟩 erlaubt, 🟨 Inhaltsstoffe beachten, 🟥 nur selten genießen

Lebensmittel (verzehrbarer Anteil)	Kalorien kcal/100 g	Kohlenhydrate * g/100 g	Gesamtfett g/100 g
Selleriesalat, Sauerkonserve	16	1,6	0,2
Senfgurke, Sauerkonserve	14	1,5	0,2
Spargel	20	2,4	0,1
Spitzkohl	23	2,7	0,3
Sprossenkohl	37	3,7	0,4
Stielmus (Rübstiel)	24	2,9	0,3
Teltower Rübchen	43	8,5	0,1
Tomaten	19	3,0	0,2
Tomaten-Paprika, Sauerkonserve	29	4,7	0,3
Weiße Rübe	26	4,7	0,2
Weißkohl	25	4,2	0,2
Wirsingkohl	26	2,7	0,4
Wurzelpetersilie	37	5,4	0,5
Zucchini	20	2,2	0,4
Zuckergurke, Sauerkonserve	80	18,4	0,1
Zuckerhutsalat	14	1,5	0,2
Zuckermais	90	15,9	1,3
Zwiebeln	31	5,7	0,3

Kräuter und Gewürze			
Anis	357	35,4	15,9
Apfel-Chutney	141	32,5	0,3
Apfelessig	20	0,6	0,0
Barbecuesauce	148	31,9	0,1
Basilikum, frisch	41	5,1	0,8
Basilikum, getrocknet	267	43,0	4,0

* Bei Lebensmitteln mit hohem KH-Gehalt sind die g/100 g-Angaben rot unterlegt, mittlerer Gehalt: gelb, geringer Gehalt: grün

MCTs (Mittelkettige Fettsäuren) ** g/100 g	Einfach ungesättigte Fettsäuren ** g/100 g	Omega-3-Fettsäuren ** g/100 g	Protein g/100 g	Magnesium ** mg/100 g	PRAL mÄq/100 g	Ampel für LCHF ***
0,0	0,0	0,0	1,2	10	−2,86	🟩
0,0	0,1	0,0	0,6	12	−1,65	🟩
0,0	0,0	0,0	2,1	17	−2,35	🟩
0,0	0,0	0,1	2,1	9	−3,97	🟩
0,0	0,0	0,2	4,2	22	−4,59	🟩
0,0	0,0	0,0	2,0	10	−7,32	🟩
0,0	0,0	0,0	1,6	23	−5,95	🟩
0,0	0,0	0,0	0,9	12	−4,17	🟩
0,0	0,0	0,0	0,9	14	−2,94	🟩
0,0	0,0	0,1	1,1	8	−4,42	🟩
0,0	0,0	0,1	1,4	23	−3,86	🟩
0,0	0,0	0,1	2,7	12	−2,89	🟩
0,0	0,0	0,0	2,9	26	−6,04	🟩
0,0	0,0	0,1	1,6	21	−3,88	🟩
0,0	0,0	0,0	0,4	8	−1,47	🟩
0,0	0,0	0,1	1,2	10	−3,85	🟩
0,0	0,3	0,0	3,3	41	−1,64	🟩
0,0	0,0	0,0	1,3	11	−1,74	🟩
0,0	12,2	0,0	17,6	170	−18,21	🟩
0,0	0,0	0,0	0,7	11	−2,17	🟧
0,0	0,0	0,0	0,4	20	−2,17	🟩
0,0	0,0	0,0	1,7	33	−8,32	🟧
0,0	0,0	0,2	3,1	11	−6,95	🟩
0,0	0,2	1,0	14,0	422	−85,54	🟩

** Bei Lebensmitteln mit besonders hohem Gehalt sind die Mengenangaben grün unterlegt
*** 🟩 erlaubt, 🟧 Inhaltsstoffe beachten, 🟥 nur selten genießen

Lebensmittel (verzehrbarer Anteil)	Kalorien kcal/100 g	Kohlenhydrate * g/100 g	Gesamtfett g/100 g
Beifuß	42	5,0	0,8
Bockshornklee	347	48,3	6,4
Bohnenkraut, frisch	48	8,6	0,9
Bohnenkraut, getrocknet	298	53,5	5,9
Borretsch, frisch	23	2,1	0,7
Borretsch, getrocknet	185	16,5	5,8
Borretschpulver	189	16,9	5,9
Braunalge, frisch	46	8,2	0,6
Braunalge, getrocknet	301	53,3	3,8
Brühe, gekörnt	149	11,0	4,0
Chilli (Cayennepfeffer)	329	32,0	17,0
Chilli, rot	329	32,0	17,0
Chilliesauce (Sambal Oelek)	144	23,2	2,5
Chillipulver mit Gewürz	333	33,0	16,8
Chillisauce	144	23,2	2,5
Cumberlandsauce	54	7,7	0,3
Currysauce	135	28,8	0,9
Curryketchup	110	24,0	0,3
Currypulver	320	49,3	8,9
Dill, frisch	55	8,0	0,8
Dill, getrocknet	256	36,2	3,8
Dillfrüchte	332	34,1	14,5
Estragon	49	6,3	1,1
Estragon, getrocknet	332	42,8	7,2
Fenchelsamen	345	36,6	14,9
Fleischsuppe, klar, Brühwürfel	149	11,0	4,0
Gelatine	344	0,0	0,0

* Bei Lebensmitteln mit hohem KH-Gehalt sind die g/100 g-Angaben rot unterlegt, mittlerer Gehalt: gelb, geringer Gehalt: grün

MCTs (Mittelkettige Fettsäuren) ** g/100 g	Einfach ungesättigte Fettsäuren*** g/100 g	Omega-3-Fettsäuren** g/100 g	Protein g/100 g	Magnesium ** mg/100 g	PRAL mÄq/100 g	Ampel für LCHF ***
0,0	0,0	0,2	3,5	30	−7,56	⬛
0,0	2,8	0,1	23,0	191	−1,20	⬛
0,0	0,1	0,2	1,1	60	−8,18	⬛
0,0	0,3	1,4	6,7	377	−51,11	⬛
0,0	0,0	0,2	1,8	52	−9,59	⬛
0,0	0,3	1,4	14,9	389	−66,73	⬛
0,0	0,3	1,4	15,2	397	−68,16	⬛
0,0	0,1	0,0	1,7	120	−4,80	⬛
0,0	0,7	0,1	11,5	742	−28,36	⬛
0,0	2,0	0,1	17,0	50	+19,44	⬛
0,1	2,7	0,6	12,0	152	−31,45	⬛
0,1	2,7	0,6	12,0	152	−31,45	⬛
0,0	0,6	0,1	6,2	47	−12,62	🟧
0,1	2,7	0,6	12,3	170	−31,25	⬛
0,0	0,6	0,1	6,2	47	−12,62	🟧
0,0	0,1	0,1	1,1	15	−3,87	⬛
0,0	0,2	0,0	2,2	37	−9,04	🟧
0,0	0,0	0,0	2,0	18	−10,87	🟧
0,4	2,4	0,4	10,0	188	−32,81	⬛
0,0	0,0	0,2	3,7	28	−12,35	⬛
0,0	0,2	0,9	17,6	118	−48,73	⬛
0,0	9,4	0,1	16,0	260	−33,31	⬛
0,0	0,1	0,3	3,4	51	−9,62	⬛
0,0	0,4	1,7	22,8	347	−64,50	⬛
0,0	9,9	0,0	15,8	385	−35,37	⬛
0,0	2,0	0,1	17,0	50	+19,44	⬛
0,0	0,0	0,0	84,8	11	+40,74	⬛

** Bei Lebensmitteln mit besonders hohem Gehalt sind die Mengenangaben grün unterlegt
*** ⬛ erlaubt, 🟧 Inhaltsstoffe beachten, 🟥 nur selten genießen

Lebensmittel (verzehrbarer Anteil)	Kalorien kcal/100 g	Kohlenhydrate * g/100 g	Gesamtfett g/100 g
Gemüsebrühe	23	1,2	1,7
Gewürze aus Früchten	317	34,9	13,0
Gewürznelken	414	52,0	20,1
Grillsauce, mexikanisch	61	8,3	1,6
Hühnerbrühe/-bouillon, gekörnt	149	11,0	4,0
Ingwer, frisch	50	9,0	1,0
Ingwer, getrocknet	304	60,0	3,3
Jägersauce	109	24,5	0,1
Jodiertes Salz	0	0,0	0,0
Johannisbrotkernmehl	60	7,3	1,4
Kapern	414	52,0	20,1
Kardamon	336	57,2	6,7
Kerbel, frisch	48	6,2	0,6
Kerbel, getrocknet	227	28,7	2,9
Knoblauch	140	27,6	0,1
Knoblauchsauce	119	26,9	0,1
Koriander, getrocknet	313	25,9	17,8
Kräutersalz	22	3,6	0,2
Kresse	38	1,8	1,4
Kreuzkümmel	408	34,0	22,3
Kümmel	362	37,3	14,6
Kurkuma	356	58,2	9,9
Lauchzwiebel	41	8,5	0,3
Liebstöckel	42	5,0	0,8
Lorbeer, frisch	48	7,8	1,3
Lorbeer, getrocknet	303	48,6	8,4
Majoran, frisch	46	6,8	1,1

* Bei Lebensmitteln mit hohem KH-Gehalt sind die g/100 g-Angaben rot unterlegt, mittlerer Gehalt: gelb, geringer Gehalt: grün

MCTs (Mittelkettige Fettsäuren) ** g/100 g	Einfach ungesättigte Fettsäuren ** g/100 g	Omega-3-Fettsäuren g/100 g	Protein g/100 g	Magnesium ** mg/100 g	PRAL mÄq/100 g	Ampel für LCHF ***
0,1	0,5	0,0	0,6	7	−1,33	🟩
0,2	1,2	0,9	14,8	190	−36,22	🟩
0,3	7,2	0,0	6,0	260	−32,34	🟩
0,0	0,3	0,1	2,6	36	−9,27	🟩
0,0	2,0	0,1	17,0	50	+19,44	🟩
0,1	0,2	0,0	1,2	43	−8,48	🟩
0,3	0,7	0,2	7,4	130	−14,95	🟩
0,0	0,0	0,0	1,8	22	−6,70	🟧
0,0	0,0	0,0	0,0	120	−0,90	🟩
0,0	0,2	0,1	4,5	62	−13,65	🟩
0,3	7,2	0,0	6,0	260	−32,34	🟩
0,0	5,1	0,0	10,8	230	−19,61	🟩
0,0	0,0	0,3	4,1	34	−15,50	🟩
0,0	0,1	1,3	20,0	150	−63,96	🟩
0,0	0,0	0,0	6,4	30	−3,36	🟩
0,0	0,0	0,0	1,8	22	−6,38	🟩
0,0	13,6	0,0	12,4	330	−22,95	🟩
0,0	0,0	0,0	1,2	121	−3,81	🟩
0,0	0,1	0,6	4,2	40	−11,91	🟩
0,0	10,9	0,2	17,3	370	−23,62	🟩
0,0	7,1	0,1	19,3	260	−18,89	🟩
0,8	2,0	0,5	7,8	193	−46,67	🟩
0,0	0,0	0,0	0,9	13	−5,61	🟩
0,0	0,0	0,2	3,5	30	−7,56	🟩
0,1	0,3	0,2	1,2	13	−2,78	🟩
0,6	1,6	1,1	7,6	120	−17,23	🟩
0,0	0,1	0,3	2,0	55	−7,85	🟩

** Bei Lebensmitteln mit besonders hohem Gehalt sind die Mengenangaben grün unterlegt
*** 🟩 erlaubt, 🟧 Inhaltsstoffe beachten, 🟥 nur selten genießen

Lebensmittel (verzehrbarer Anteil)	Kalorien kcal/100 g	Kohlenhydrate * g/100 g	Gesamtfett g/100 g
Majoran, getrocknet	287	42,5	7,0
Mango-Chutney	144	33,0	0,3
Meerrettich	62	11,4	0,3
Meersalz	0	0,0	0,0
Melisse, getrocknet	343	46,4	15,2
Muskatnuss	527	45,0	36,3
Natriumglutamat	349	0,0	0,0
Obstessig	20	0,6	0,0
Orangeat	309	74,3	0,3
Orangenschale, gerieben	125	25,0	0,2
Oregano, frisch	67	9,7	2,0
Oregano, getrocknet	338	49,5	10,3
Paprika, edelsüß	317	34,9	13,0
Paprika, getrocknet	317	34,9	13,0
Pektin	60	7,3	1,4
Petersilienblatt	49	6,8	0,5
Pfeffer, schwarz	285	52,0	3,3
Pfeffer, weiß	322	64,3	2,1
Pfefferkörner, grün	116	23,1	0,8
Pfefferminze	44	5,3	0,7
Pfefferschote	38	7,0	0,3
Piment	308	50,5	8,7
Pimpinelle	42	5,0	0,8
Rosenpaprika	317	34,9	13,0
Rosmarin, frisch	58	7,9	2,6
Rosmarin, getrocknet	343	46,4	15,2
Rotalge, frisch	46	4,8	0,3

* Bei Lebensmitteln mit hohem KH-Gehalt sind die g/100 g-Angaben rot unterlegt, mittlerer Gehalt: gelb, geringer Gehalt: grün

MCTs (Mittelket- tige Fettsäuren) ** g/100 g	Einfach ungesättigte Fettsäuren ** g/100 g	Omega-3- Fettsäuren** g/100 g	Protein g/100 g	Magnesium ** mg/100 g	PRAL mÄq/100 g	Ampel *** für LCHF
0,0	0,4	1,7	12,7	350	−49,20	■
0,0	0,1	0,0	0,7	15	−2,46	■
0,0	0,0	0,1	2,7	34	−10,02	■
0,0	0,0	0,0	0,0	37	−2,76	■
0,0	0,9	3,6	4,9	220	−37,32	■
0,4	3,2	0,0	5,8	180	−3,76	■
0,0	0,0	0,0	86,0	0	+42,14	■
0,0	0,0	0,0	0,4	20	−2,17	■
0,0	0,1	0,0	0,4	7	−1,85	■
0,0	0,0	0,0	1,6	22	−5,71	■
0,0	0,1	0,8	2,2	53	−9,82	■
0,0	0,6	2,5	11,0	270	−49,79	■
0,2	1,2	0,9	14,8	190	−36,22	■
0,2	1,2	0,9	14,8	190	−36,22	■
0,0	0,2	0,1	4,5	62	−13,65	■
0,0	0,0	0,1	3,9	37	−15,50	■
0,0	0,9	0,1	10,9	190	−25,36	■
0,0	0,6	0,1	10,4	90	+4,37	■
0,0	0,2	0,0	3,7	33	+1,57	■
0,0	0,0	0,2	3,8	30	−4,33	■
0,0	0,0	0,0	1,6	20	−4,39	■
0,0	0,8	0,1	6,1	130	−26,74	■
0,0	0,0	0,2	3,5	30	−7,56	■
0,2	1,2	0,9	14,8	190	−36,22	■
0,0	0,1	0,6	0,8	35	−6,12	■
0,0	0,9	3,6	4,9	220	−37,32	■
0,0	0,0	0,1	5,3	2	−3,45	■

** Bei Lebensmitteln mit besonders hohem Gehalt sind die Mengenangaben grün unterlegt
*** ■ erlaubt, ■ Inhaltsstoffe beachten, ■ nur selten genießen

Lebensmittel (verzehrbarer Anteil)	Kalorien kcal/100 g	Kohlenhydrate * g/100 g	Gesamtfett g/100 g
Rotalge, getrocknet	319	32,3	2,0
Safran, getrocknet	349	61,5	5,9
Salbei, frisch	53	6,8	2,0
Salbei, getrocknet	331	42,7	12,7
Sauerampfer	24	2,2	0,5
Schaschliksauce	76	10,7	2,2
Schnittlauch, frisch	27	1,6	0,6
Schnittlauch, getrocknet	183	10,9	4,4
Sellerieblätter, frisch	25	4,3	0,2
Sellerieblätter, getrocknet	258	44,5	2,2
Selleriesalz	0	0,0	0,0
Senf, extra scharf	77	3,5	4,0
Senf, mild	86	6,0	4,0
Senf, mittelscharf	87	6,0	4,0
Senf, scharf	79	4,0	4,0
Senf, süß	87	6,2	4,0
Senfkorn, braun	475	28,4	28,8
Senfkorn, gelb	475	28,4	28,8
Senfpulver	347	48,3	6,4
Sojasauce	70	8,3	0,0
Speisesalz	0	0,0	0,0
Spirulina, frisch	37	2,1	0,4
Spirulina, getrocknet	367	20,2	4,1
Süßholz	356	58,2	9,9
Tabasco	70	6,5	3,4
Thymian, frisch	46	7,2	1,2
Thymian, getrocknet	287	45,3	7,4

* Bei Lebensmitteln mit hohem KH-Gehalt sind die g/100 g-Angaben rot unterlegt, mittlerer Gehalt: gelb, geringer Gehalt: grün

MCTs (Mittelket-tige Fettsäuren) ** g/100 g	Einfach ungesättigte ** Fettsäuren g/100 g	Omega-3-Fettsäuren** g/100 g	Protein g/100 g	Magnesium ** mg/100 g	PRAL mÄq/100 g	Ampel für LCHF ***
0,0	0,2	0,6	40,9	14	−17,34	■
0,1	2,1	0,0	11,4	200	−27,91	■
0,3	0,3	0,2	1,7	69	−7,43	■
1,8	1,9	1,2	10,6	430	−46,54	■
0,0	0,0	0,2	2,3	40	−5,65	■
0,0	0,6	0,0	2,8	45	−9,49	■
0,0	0,0	0,3	3,4	43	−6,51	■
0,0	0,1	1,8	23,4	273	−36,83	■
0,0	0,0	0,0	1,1	27	−5,44	■
0,0	0,1	0,5	12,0	261	−49,39	■
0,0	0,0	0,0	0,0	120	−0,90	■
0,0	2,7	0,5	5,9	100	+2,60	■
0,0	2,7	0,5	6,0	100	+2,71	■
0,0	2,7	0,5	6,0	110	+2,53	■
0,0	2,7	0,5	5,9	100	+2,61	■
0,0	2,7	0,5	6,0	100	+2,92	■
0,0	19,4	3,9	24,9	300	+14,46	■
0,0	19,4	3,9	24,9	300	+14,46	■
0,0	2,8	0,1	23,0	191	−1,20	■
0,0	0,0	0,0	8,7	43	+3,11	■
0,0	0,0	0,0	0,0	120	−0,90	■
0,0	0,0	0,0	5,9	100	−2,88	■
0,0	0,4	0,4	59,8	910	−21,85	■
0,8	2,0	0,5	7,8	193	−46,67	■
0,0	0,5	0,1	2,5	59	−6,75	■
0,1	0,1	0,1	1,5	35	−5,67	■
0,8	0,6	0,9	9,1	220	−35,44	■

** Bei Lebensmitteln mit besonders hohem Gehalt sind die Mengenangaben grün unterlegt
*** ■ erlaubt, ■ Inhaltsstoffe beachten, ■ nur selten genießen

Lebensmittel (verzehrbarer Anteil)	Kalorien kcal/100 g	Kohlenhydrate * g/100 g	Gesamtfett g/100 g
Tomaten-Chutney	107	24,1	0,2
Tomatenketchup	112	24,3	0,3
Tomatenmark	78	14,3	0,2
Vanilleschote	272	56,0	3,2
Vanillin	16	0,0	0,0
Vanillinzucker	406	100,0	0,0
Wacholderbeere	362	37,3	14,6
Weinessig	19	0,6	0,0
Worcestersauce	154	26,0	2,2
Zigeunersauce	63	8,9	1,4
Zimt	272	56,0	3,2
Zimtblüten, getrocknet	449	50,0	25,0
Zitronat (Sukkade)	292	70,0	0,4
Zitronenmelisse, frisch	42	5,0	0,8
Zitronenmelisse, getrocknet	294	33,9	5,7
Zitronenschale, gerieben	89	16,0	0,3

Kartoffeln, Kartoffelprodukte, stärkehaltige Pflanzen

	Kalorien kcal/100 g	Kohlenhydrate g/100 g	Gesamtfett g/100 g
Kartoffelbreipulver	331	72,0	0,5
Kartoffelchips	535	40,6	39,4
Kartoffeln, geschält	74	15,6	0,1
Knödelmehl	325	73,7	0,3
Lotos-Wurzel	79	16,4	0,1
Maniok (Cassava)	137	32,1	0,2
Pfeilwurzel (Maranta)	104	19,4	0,3
Sago (Perlsago)	342	83,3	0,1

* Bei Lebensmitteln mit hohem KH-Gehalt sind die g/100 g-Angaben rot unterlegt, mittlerer Gehalt: gelb, geringer Gehalt: grün

MCTs (Mittelkettige Fettsäuren) *** g/100 g	Einfach ungesättigte Fettsäuren *** g/100 g	Omega-3-Fettsäuren *** g/100 g	Protein g/100 g	Magnesium ** mg/100 g	PRAL mÄq/100 g	Ampel für LCHF ***
0,0	0,0	0,0	0,8	12	−2,77	🟧
0,0	0,0	0,0	2,1	19	−8,90	🟧
0,0	0,0	0,0	4,1	47	−19,70	🟩
0,0	0,6	0,0	3,9	56	−23,75	🟩
0,0	0,0	0,0	0,0	0	+0,00	🟩
0,0	0,0	0,0	0,0	0	−0,06	🟧
0,0	7,1	0,1	19,8	260	−18,89	🟩
0,0	0,0	0,0	0,4	22	−1,26	🟩
0,1	0,5	0,1	3,5	74	−13,47	🟩
0,0	0,1	0,1	3,0	40	−10,02	🟧
0,0	0,6	0,0	3,9	56	−23,75	🟩
0,4	8,9	0,1	6,0	200	−23,46	🟩
0,0	0,0	0,1	0,4	5	−1,38	🟩
0,0	0,0	0,2	3,5	30	−7,56	🟩
0,0	0,3	1,4	24,9	192	−44,26	🟩
0,0	0,0	0,0	1,5	15	−4,31	🟩
0,0	0,0	0,1	8,3	70	−11,70	🟥
1,6	0,9	4,7	5,5	64	−15,22	🟥
0,0	0,0	0,0	2,0	19	−6,14	🟧
0,0	0,0	0,0	5,7	45	−8,34	🟧
0,0	0,0	0,0	2,6	23	−7,89	🟧
0,0	0,1	0,0	1,0	65	−7,43	🟧
0,0	0,0	0,0	5,3	51	−11,77	🟩
0,0	0,0	0,0	0,5	6	−0,41	🟥

** Bei Lebensmitteln mit besonders hohem Gehalt sind die Mengenangaben grün unterlegt
*** 🟩 erlaubt, 🟧 Inhaltsstoffe beachten, 🟥 nur selten genießen

Lebensmittel (verzehrbarer Anteil)	Kalorien kcal/100 g	Kohlenhydrate * g/100 g	Gesamtfett g/100 g
Süßkartoffel (Batate)	108	23,2	0,6
Tapioka	349	84,9	0,2
Taro	110	24,4	0,2
Topinambur (Erdartischocke)	31	4,0	0,4
Yamswurzel	101	22,4	0,1

Pilze			
Birkenpilz	19	0,2	0,6
Butterpilz	11	0,3	0,4
Butterpilz, Konserve	6	0,2	0,2
Champignon	15	0,5	0,3
Champignoncremesuppe, Trockenprodukt	391	47,0	25,0
Hallimasch	16	0,1	0,7
Morchel	12	0,5	0,3
Pfifferling	13	0,2	0,5
Rotkappe	14	0,3	0,8
Shiitakepilz	42	12,3	0,2
Steinpilz	21	0,5	0,4
Steinpilzsuppe, Trockenprodukt	377	50,8	22,3
Trüffel	50	7,4	0,6

Milch, Milchprodukte und Eier			
Milch und Milchprodukte			
Büffelmilch	108	5,1	8,0
Casein	338	0,0	0,8

* Bei Lebensmitteln mit hohem KH-Gehalt sind die g/100 g-Angaben rot unterlegt, mittlerer Gehalt: gelb, geringer Gehalt: grün

MCTs (Mittelkettige Fettsäuren) ** g/100 g	Einfach ungesättigte Fettsäuren ** g/100 g	Omega-3-Fettsäuren** g/100 g	Protein g/100 g	Magnesium ** mg/100 g	PRAL mÄq/100 g	Ampel für LCHF ***
0,0	0,0	0,0	1,6	23	−6,88	🟧
0,0	0,1	0,0	0,6	3	+0,07	🟥
0,0	0,0	0,0	1,9	31	−7,53	🟩
0,0	0,0	0,0	2,3	19	−6,75	🟩
0,0	0,0	0,0	2,0	21	−6,52	🟩
0,0	0,0	0,3	3,1	10	−3,33	🟩
0,0	0,0	0,2	1,7	6	−1,05	🟩
0,0	0,0	0,1	1,0	5	−0,46	🟩
0,0	0,0	0,1	2,8	12	−3,18	🟩
0,0	0,3	11,1	10,2	60	−18,94	🟩
0,0	0,0	0,3	2,3	13	−3,80	🟩
0,0	0,0	0,1	1,8	12	−1,78	🟩
0,0	0,0	0,2	1,9	14	−7,44	🟩
0,0	0,0	0,3	1,6	9	−3,86	🟩
0,0	0,0	0,1	1,6	14	−1,08	🟩
0,0	0,0	0,2	3,9	12	−2,74	🟩
0,0	0,3	9,9	10,2	60	−18,94	🟩
0,0	0,0	0,3	6,0	24	−6,75	🟩
0,5	2,1	0,1	4,0	31	+1,33	🟩
0,1	0,2	0,0	81,5	10	+63,23	🟧

** Bei Lebensmitteln mit besonders hohem Gehalt sind die Mengenangaben grün unterlegt
*** 🟩 erlaubt, 🟧 Inhaltsstoffe beachten, 🟥 nur selten genießen

Lebensmittel (verzehrbarer Anteil)	Kalorien kcal/100 g	Kohlenhydrate * g/100 g	Gesamtfett g/100 g
Dickmilch (Sauermilch)	63	4,0	3,5
Joghurt	66	4,0	3,8
Kaffeeweißer	549	55,0	35,0
Kefir	50	4,1	1,5
Kondensmilch, gezuckert	330	55,5	8,0
Kuhmilch	64	4,8	3,5
Magermilchpulver	368	51,2	1,0
Milcheiweiß	338	0,0	0,8
Milchpulver, teilentrahmt	426	44,1	13,5
Molke	25	4,8	0,3
Molkenpulver	362	69,6	1,1
Quark, Doppelrahmstufe	217	2,8	19,8
Quark, Dreiviertelfettstufe	122	3,4	7,4
Quark, Fettstufe	143	3,2	10,3
Quark, Halbfettstufe	100	3,6	4,4
Quark, Magerstufe	75	4,0	0,2
Quark, Rahmstufe	176	2,9	14,5
Quark, Viertelfettstufe	83	3,8	2,0
Quark, Vollfettstufe	157	3,0	12,2
Sahne	296	3,2	30,9
Sahnepulver	577	28,3	42,0
Saure Sahne	117	3,3	10,0
Schafsmilch	98	4,8	5,8
Schwedenmilch (Filmjölk), vollfett	66	4,7	3,5
Stutenmilch	48	6,2	1,5
Vollmilchpulver	494	38,0	26,3
Ziegenmilch	69	4,4	4,1

* Bei Lebensmitteln mit hohem KH-Gehalt sind die g/100 g-Angaben rot unterlegt, mittlerer Gehalt: gelb, geringer Gehalt: grün

MCTs (Mittelkettige Fettsäuren) g/100 g	Einfach ungesättigte Fettsäuren g/100 g	Omega-3-Fettsäuren g/100 g	Protein g/100 g	Magnesium mg/100 g	PRAL mÄq/100 g	Ampel für LCHF
0,2	1,1	0,0	3,4	12	+0,34	grün
0,3	1,1	0,1	3,3	12	−0,05	grün
16,4	0,9	0,0	4,0	4	−4,13	gelb
0,1	0,5	0,0	3,4	12	+0,34	grün
0,6	2,4	0,1	8,2	25	+1,08	rot
0,2	1,1	0,0	3,3	12	+0,04	grün
0,1	0,3	0,0	35,5	121	+0,00	gelb
0,1	0,2	0,0	81,5	10	+63,23	gelb
0,9	4,1	0,2	30,6	120	+1,47	gelb
0,0	0,1	0,0	0,8	8	−1,88	grün
0,1	0,3	0,0	11,5	136	−28,99	gelb
1,4	6,0	0,3	7,1	9	+5,77	grün
0,5	2,2	0,1	10,0	10	+7,22	grün
0,7	3,1	0,1	9,0	10	+6,86	grün
0,3	1,3	0,1	10,8	11	+7,59	grün
0,0	0,1	0,0	13,5	11	+8,86	grün
1,0	4,4	0,2	8,3	10	+6,36	grün
0,1	0,6	0,0	11,6	11	+8,14	grün
0,8	3,7	0,2	8,5	10	+6,62	grün
2,0	9,1	0,4	2,4	9	+0,05	grün
2,9	12,7	0,6	21,6	85	−0,70	gelb
0,7	3,0	0,1	3,1	12	+0,17	grün
0,7	1,4	0,1	6,5	17	+1,97	grün
0,2	1,1	0,0	3,4	12	+0,15	grün
0,1	0,5	0,0	2,2	9	−0,06	grün
1,8	7,9	0,3	25,3	100	−0,72	gelb
0,5	1,1	0,0	3,4	14	−0,31	grün

** Bei Lebensmitteln mit besonders hohem Gehalt sind die Mengenangaben grün unterlegt
*** grün erlaubt, gelb Inhaltsstoffe beachten, rot nur selten genießen

Lebensmittel (verzehrbarer Anteil)	Kalorien kcal/100 g	Kohlenhydrate * g/100 g	Gesamtfett g/100 g
Käse			
Amsterdamer, Rahmstufe	344	0,0	28,0
Appenzeller, Rahmstufe	386	0,0	31,6
Bavaria Blu, 65–85 % F.i.Tr.	408	0,0	40,0
Bavaria Blu, Doppelrahmstufe	349	0,0	31,3
Bel Paese, Rahmstufe	372	0,0	30,2
Bergkäse, Rahmstufe	419	0,0	34,8
Bergkäse, Vollfettstufe	384	0,0	30,0
Blauschimmel, Rahmstufe	358	1,0	29,8
Brick, Rahmstufe	358	0,0	29,7
Brie, 70 % F.i.Tr.	408	0,0	40,0
Brie, Doppelrahmstufe	362	0,0	33,2
Brie, Fettstufe	257	0,0	18,0
Brie, Rahmstufe	335	0,0	27,9
Brie, Vollfettstufe	285	0,0	22,4
Butterkäse, Doppelrahmstufe	379	0,0	34,7
Butterkäse, Dreiviertelfettstufe	245	0,0	15,4
Butterkäse, Rahmstufe	331	0,0	27,9
Butterkäse, Vollfettstufe	299	0,0	23,5
Buttermilch	37	4,1	0,5
Buttermilchpulver	382	45,1	5,9
Camembert, 70 % F.i.Tr.	408	0,0	40,0
Camembert, Doppelrahmstufe	354	0,0	32,1
Camembert, Dreiviertelfettstufe	205	0,0	12,6
Camembert, Fettstufe	269	0,0	20,4
Camembert, Halbfettstufe	175	0,0	8,6
Camembert, Rahmstufe	313	0,0	26,2
Camembert, Vollfettstufe	298	0,0	24,1

* Bei Lebensmitteln mit hohem KH-Gehalt sind die g/100 g-Angaben rot unterlegt, mittlerer Gehalt: gelb, geringer Gehalt: grün

MCTs (Mittelkettige Fettsäuren) ** g/100 g	Einfach ungesättigte Fettsäuren ** g/100 g	Omega-3-Fettsäuren ** g/100 g	Protein g/100 g	Magnesium ** mg/100 g	PRAL mÄq/100 g	Ampel für LCHF ***
1,9	8,4	0,4	23,0	40	+17,92	
2,2	9,5	0,4	25,4	36	+17,51	
2,8	12,1	0,5	13,2	20	+6,57	
2,2	9,4	0,4	17,7	20	+11,15	
2,1	9,1	0,4	25,4	40	+14,97	
2,4	10,5	0,5	27,2	40	+21,45	
2,1	9,0	0,4	28,9	43	+22,54	
2,1	9,0	0,4	21,6	23	+13,77	
2,0	8,9	0,4	23,2	24	+15,83	
2,8	12,1	0,5	13,2	13	+8,18	
2,3	10,0	0,4	16,8	20	+10,13	
1,2	5,4	0,2	24,0	20	+16,64	
1,9	8,4	0,4	21,1	20	+8,50	
1,5	6,8	0,3	21,0	20	+15,76	
2,4	10,5	0,5	17,0	27	+8,83	
1,1	4,6	0,2	26,3	40	+17,85	
1,8	8,0	0,4	20,4	30	+12,23	
1,6	7,1	0,3	21,7	35	+13,09	
0,0	0,2	0,0	3,3	13	−0,01	
0,4	1,8	0,1	35,3	127	+6,14	
2,8	12,1	0,5	13,2	20	+8,00	
2,2	9,9	0,4	17,2	26	+11,60	
0,9	3,9	0,2	22,9	20	+13,99	
1,4	6,0	0,3	21,8	20	+14,02	
0,6	2,6	0,1	24,3	20	+21,59	
1,7	7,6	0,3	19,8	19	+13,76	
1,6	6,8	0,3	20,8	19	+12,28	

** Bei Lebensmitteln mit besonders hohem Gehalt sind die Mengenangaben grün unterlegt
*** ■ erlaubt, ■ Inhaltsstoffe beachten, ■ nur selten genießen

Lebensmittel (verzehrbarer Anteil)	Kalorien kcal/100 g	Kohlenhydrate * g/100 g	Gesamtfett g/100 g
Cheddar, Rahmstufe	405	0,0	34,0
Chester, Dreiviertelfettstufe	294	0,0	18,2
Chester, Halbfettstufe	245	0,0	11,7
Chester, Rahmstufe	392	0,0	32,4
Chester, Vollfettstufe	367	0,0	28,8
Colby, Rahmstufe	382	0,0	32,1
Dambo, Vollfettstufe	322	0,0	25,4
Danablu, Rahmstufe	345	0,0	29,5
Edamer, Dreiviertelfettstufe	259	0,0	16,1
Edamer, Fettstufe	324	0,0	24,4
Edamer, Rahmstufe	353	0,0	29,6
Edamer, Vollfettstufe	352	0,0	28,0
Edelpilzkäse	303	0,0	24,0
Edelpilzkäse, 65–85 % F.i.Tr.	456	0,0	44,7
Edelpilzkäse, Doppelrahmstufe	425	0,0	39,1
Edelpilzkäse, Rahmstufe	356	0,0	29,8
Edelpilzkäse, Vollfettstufe	303	0,0	24,0
Emmentaler	390	0,0	31,0
Esrom, Vollfettstufe	313	0,0	24,9
Fontina	382	0,0	31,1
Geheimratskäse, Vollfettstufe	325	0,0	25,4
Gorgonzola	356	0,0	31,2
Gouda, Doppelrahmstufe	420	0,0	38,0
Gouda, Dreiviertelfettstufe	256	0,0	16,0
Gouda, Fettstufe	300	0,0	22,3
Gouda, Rahmstufe	367	0,0	31,0
Gouda, Vollfettstufe	361	0,0	29,0
Greyerzer	406	0,0	32,3

* Bei Lebensmitteln mit hohem KH-Gehalt sind die g/100 g-Angaben rot unterlegt, mittlerer Gehalt: gelb, geringer Gehalt: grün

MCTs (Mittelket-tige Fettsäuren) ** g/100 g	Einfach ungesättigte Fettsäuren *** g/100 g	Omega-3-Fettsäuren *** g/100 g	Protein g/100 g	Magnesium ** mg/100 g	PRAL mÄq/100 g	Ampel für LCHF ***
2,3	10,2	0,5	24,7	25	+16,56	
1,3	5,5	0,2	31,9	30	+23,25	
0,8	3,5	0,2	33,8	30	+27,10	
2,2	9,7	0,4	25,1	26	+18,82	
2,0	8,7	0,4	27,0	30	+19,18	
2,2	9,7	0,4	23,8	26	+16,29	
1,8	7,7	0,3	23,2	40	+16,98	
2,0	8,9	0,4	20,2	23	+14,00	
1,1	4,9	0,2	27,9	39	+20,23	
1,6	7,3	0,3	26,0	36	+19,28	
2,0	8,9	0,4	22,0	33	+18,15	
1,9	8,5	0,4	25,1	34	+18,51	
1,7	7,2	0,3	22,0	45	+13,37	
3,1	13,5	0,6	14,6	40	+12,31	
2,7	11,8	0,5	19,1	50	+12,96	
2,2	9,0	0,4	22,4	46	+16,14	
1,7	7,2	0,3	22,0	45	+13,37	
2,1	8,9	0,4	28,3	37	+21,54	
1,7	7,5	0,3	22,5	50	+13,33	
2,1	9,4	0,4	25,6	14	+21,43	
1,8	7,7	0,3	24,1	36	+18,72	
2,2	9,4	0,4	19,4	20	+8,74	
2,6	11,5	0,5	20,0	40	+16,90	
1,1	4,8	0,2	27,4	40	+20,79	
1,5	6,7	0,3	24,7	37	+18,99	
2,1	9,3	0,4	22,2	38	+16,86	
2,1	8,7	0,4	25,1	34	+18,75	
2,2	9,7	0,4	29,0	37	+20,35	

** Bei Lebensmitteln mit besonders hohem Gehalt sind die Mengenangaben grün unterlegt
*** ■ erlaubt, ■ Inhaltsstoffe beachten, ■ nur selten genießen

Lebensmittel (verzehrbarer Anteil)	Kalorien kcal/100 g	Kohlenhydrate * g/100 g	Gesamtfett g/100 g
Hartkäse, Dreiviertelfettstufe	356	0,0	22,5
Hartkäse, Magerstufe	168	0,0	1,1
Hartkäse, Rahmstufe	406	0,0	32,3
Hartkäse, Vollfettstufe	390	0,0	31,0
Havarti, Vollfettstufe	322	0,0	25,4
Hüttenkäse, Halbfettstufe	102	2,6	4,3
Hüttenkäse, Magerstufe	81	3,3	1,4
Hüttenkäse, Viertelfettstufe	90	1,6	2,9
Jarlsberg, Vollfettstufe	349	0,0	26,9
Jerome, Vollfettstufe	318	0,0	24,9
Klosterkäse, Doppelrahmstufe	379	0,0	34,7
Klosterkäse, Rahmstufe	342	0,0	28,8
Kochkäse, Dreiviertelfettstufe	165	3,5	11,0
Kochkäse, Fettstufe	187	3,4	13,9
Kochkäse, Halbfettstufe	122	3,7	5,6
Kochkäse, Magerstufe	84	3,9	0,5
Kochkäse, Rahmstufe	236	5,4	19,0
Kochkäse, Viertelfettstufe	103	3,8	3,0
Kochkäse, Vollfettstufe	219	3,2	17,4
Kümmelkäse, Rahmstufe	361	0,0	29,2
Kümmelkäse, Vollfettstufe	276	0,0	21,8
Leidener Käse, Halbfettstufe	272	0,0	13,0
Limburger, Doppelrahmstufe	375	0,0	34,1
Limburger, Dreiviertelfettstufe	219	0,0	13,0
Limburger, Fettstufe	270	0,0	19,7
Limburger, Halbfettstufe	188	0,0	9,0
Limburger, Rahmstufe	313	0,0	26,0
Limburger, Vollfettstufe	288	0,0	22,1

* Bei Lebensmitteln mit hohem KH-Gehalt sind die g/100 g-Angaben rot unterlegt, mittlerer Gehalt: gelb, geringer Gehalt: grün

MCTs (Mittelkettige Fettsäuren) ** g/100 g	Einfach ungesättigte Fettsäuren ** g/100 g	Omega-3-Fettsäuren ** g/100 g	Protein g/100 g	Magnesium ** mg/100 g	PRAL mÄq/100 g	Ampel für LCHF ***
1,6	6,8	0,3	38,5	44	+32,57	🟩
0,1	0,3	0,0	37,9	34	+30,35	🟩
2,2	9,7	0,4	29,0	37	+20,35	🟩
2,1	8,9	0,4	28,3	37	+21,54	🟩
1,8	7,7	0,3	23,2	40	+16,98	🟩
0,3	1,3	0,1	12,6	8	+8,43	🟩
0,1	0,4	0,0	13,3	6	+9,22	🟩
0,2	0,9	0,0	13,6	9	+10,37	🟩
1,9	8,1	0,4	26,7	40	+18,73	🟩
1,7	7,5	0,3	23,4	36	+16,07	🟩
2,4	10,5	0,5	17,0	40	+12,19	🟩
2,0	8,7	0,4	21,1	50	+12,64	🟩
0,8	3,3	0,1	13,0	17	+11,14	🟩
1,0	4,2	0,2	12,0	16	+10,16	🟩
0,4	1,7	0,1	13,8	18	+11,84	🟩
0,0	0,2	0,0	15,2	20	+13,33	🟩
1,3	5,7	0,3	11,0	9	+6,76	🟩
0,2	0,9	0,0	14,7	20	+13,08	🟩
1,2	5,2	0,2	12,4	16	+10,36	🟩
2,0	8,8	0,4	25,2	22	+16,95	🟩
1,5	6,6	0,3	20,1	50	+12,15	🟩
0,9	3,9	0,2	38,0	40	+29,55	🟩
2,3	10,3	0,5	17,8	18	+10,17	🟩
0,9	3,9	0,2	25,3	24	+14,06	🟩
1,4	5,9	0,3	23,2	20	+13,67	🟩
0,6	2,7	0,1	26,4	25	+14,66	🟩
1,8	7,8	0,3	20,0	20	+11,42	🟩
1,5	6,6	0,3	22,5	19	+13,25	🟩

** Bei Lebensmitteln mit besonders hohem Gehalt sind die Mengenangaben grün unterlegt
*** 🟩 erlaubt, 🟨 Inhaltsstoffe beachten, 🟥 nur selten genießen

Lebensmittel (verzehrbarer Anteil)	Kalorien kcal/100 g	Kohlenhydrate * g/100 g	Gesamtfett g/100 g
Molkenkäse, Dreiviertelfettstufe	425	34,5	28,0
Molkenkäse, Halbfettstufe	369	39,0	19,0
Molkenkäse, Magerstufe	299	57,4	3,1
Molkenkäse, Viertelfettstufe	338	53,8	9,5
Monterey, Rahmstufe	372	0,7	30,3
Mozzarella	255	0,0	19,8
Münster, Dreiviertelfettstufe	239	0,0	14,0
Münster, Rahmstufe	313	0,0	26,0
Münster, Vollfettstufe	293	0,0	23,0
Parmesan	440	0,0	34,8
Port-Salut, Rahmstufe	351	0,6	28,2
Provolone, Vollfettstufe	340	0,0	26,6
Raquelette, Rahmstufe	343	0,0	28,0
Ricotta, Doppelrahmstufe	174	0,3	15,0
Ricotta, Dreiviertelfettstufe	121	0,8	7,9
Ricotta, Vollfettstufe	164	0,5	13,0
Romadur, Doppelrahmstufe	377	0,0	34,7
Romadur, Dreiviertelfettstufe	223	0,0	14,0
Romadur, Fettstufe	272	0,0	20,0
Romadur, Halbfettstufe	179	0,0	9,0
Romadur, Rahmstufe	313	0,0	26,0
Romadur, Vollfettstufe	293	0,0	23,0
Roquefort	361	0,0	31,0
Sauermilchkäse, Magerstufe	132	0,0	0,8
Schafskäse (Feta)	236	0,0	18,8
Scheiblettenkäse	271	6,3	19,7
Schichtkäse, Doppelrahmstufe	307	2,5	30,0
Schichtkäse, Dreiviertelfettstufe	113	3,5	5,8

* Bei Lebensmitteln mit hohem KH-Gehalt sind die g/100 g-Angaben rot unterlegt, mittlerer Gehalt: gelb, geringer Gehalt: grün

MCTs (Mittelkettige Fettsäuren)*** g/100 g	Einfach ungesättigte Fettsäuren** g/100 g	Omega-3-Fettsäuren** g/100 g	Protein g/100 g	Magnesium** mg/100 g	PRAL mÄq/100 g	Ampel für LCHF***
1,9	8,4	0,4	8,6	10	+10,16	🟩
1,3	5,7	0,3	9,7	11	+11,39	🟧
0,2	0,9	0,0	8,8	15	+15,40	🟧
0,7	2,9	0,1	8,1	15	+13,36	🟧
2,1	9,1	0,4	24,5	27	+16,32	🟩
1,2	5,3	0,3	19,0	20	+11,50	🟩
1,0	4,2	0,2	28,0	30	+13,51	🟩
1,8	7,8	0,3	20,0	25	+11,29	🟩
1,6	6,9	0,3	21,6	25	+13,65	🟩
2,4	**10,5**	0,5	32,3	44	+24,73	🟩
1,9	8,5	0,4	23,8	40	+12,54	🟩
1,8	8,0	0,4	25,6	28	+17,43	🟩
1,9	8,4	0,4	22,7	34	+16,89	🟩
1,0	4,5	0,2	9,5	14	+8,62	🟩
0,5	2,4	0,1	11,4	15	+5,80	🟩
0,9	3,9	0,2	11,3	11	+6,18	🟩
2,4	**10,5**	0,5	17,0	20	+9,21	🟩
1,0	4,2	0,2	24,0	20	+15,99	🟩
1,4	6,0	0,3	23,1	20	+15,25	🟩
0,6	2,7	0,1	24,0	25	+15,84	🟩
1,8	7,8	0,3	20,0	20	+11,98	🟩
1,6	6,9	0,3	21,6	20	+13,46	🟩
3,7	7,9	0,6	21,0	30	+13,31	🟩
0,0	0,2	0,0	30,0	15	+20,61	🟩
2,2	4,8	0,4	17,0	25	+12,00	🟩
1,4	5,9	0,3	17,2	45	+25,91	🟩
2,1	9,0	0,4	7,6	8	+5,59	🟩
0,4	1,8	0,1	10,9	11	+7,20	🟩

** Bei Lebensmitteln mit besonders hohem Gehalt sind die Mengenangaben grün unterlegt
*** 🟩 erlaubt, 🟧 Inhaltsstoffe beachten, 🟥 nur selten genießen

Lebensmittel (verzehrbarer Anteil)	Kalorien kcal/100 g	Kohlenhydrate * g/100 g	Gesamtfett g/100 g
Schichtkäse, Fettstufe	146	3,2	10,3
Schichtkäse, Halbfettstufe	100	3,6	4,3
Schichtkäse, Rahmstufe	217	2,9	19,0
Schichtkäse, Viertelfettstufe	86	3,8	2,4
Schichtkäse, Vollfettstufe	168	3,1	13,0
Schmand	287	2,4	30,0
Schmelzkäsezubereitung, 70 % F.i.Tr.	383	3,0	37,6
Schmelzkäsezubereitung, Doppelrahmstufe	333	2,0	31,0
Schmelzkäsezubereitung, Dreiviertelfettstufe	209	5,7	14,0
Schmelzkäsezubereitung, Fettstufe	251	5,0	19,0
Schmelzkäsezubereitung, Halbfettstufe	189	7,5	10,0
Schmelzkäsezubereitung, Rahmstufe	287	1,9	25,0
Schmelzkäsezubereitung, Viertelfettstufe	136	5,3	3,7
Schmelzkäsezubereitung, Vollfettstufe	278	5,3	21,6
Stangenkäse, Doppelrahmstufe	377	0,0	34,7
Steinbuscher	299	0,0	23,3
Steppenkäse, Dreiviertelfettstufe	252	0,0	16,0
Steppenkäse, Vollfettstufe	325	0,0	25,4
Stilton, Doppelrahmstufe	462	0,0	40,0
Tilsiter, Doppelrahmstufe	415	0,0	38,0
Tilsiter, Dreiviertelfettstufe	272	0,0	17,0
Tilsiter, Fettstufe	300	0,0	22,3
Tilsiter, Halbfettstufe	211	0,0	10,0
Tilsiter, Magerstufe	139	0,0	1,0
Tilsiter, Rahmstufe	355	0,0	29,6
Tilsiter, Vollfettstufe	351	0,0	27,5
Trappistenkäse, Rahmstufe	366	0,0	30,7
Trappistenkäse, Vollfettstufe	338	0,0	26,8

* Bei Lebensmitteln mit hohem KH-Gehalt sind die g/100 g-Angaben rot unterlegt, mittlerer Gehalt: gelb, geringer Gehalt: grün

MCTs (Mittelket- tige Fettsäuren) ** g/100 g	Einfach ungesättigte Fettsäuren ** g/100 g	Omega-3- Fettsäuren** g/100 g	Protein g/100 g	Magnesium ** mg/100 g	PRAL mÄq/100 g	Ampel für LCHF ***
0,7	3,1	0,1	9,7	10	+7,20	🟩
0,3	1,3	0,1	11,1	11	+7,34	🟩
1,3	5,7	0,3	8,7	9	+6,56	🟩
0,2	0,7	0,0	11,6	11	+7,14	🟩
0,9	3,9	0,2	9,4	10	+7,00	🟩
2,1	9,0	0,4	2,5	9	+0,07	🟩
2,6	11,3	0,5	9,0	42	+14,56	🟩
2,1	9,3	0,4	12,0	38	+16,50	🟩
1,0	4,2	0,2	15,0	30	+27,87	🟩
1,3	5,7	0,3	15,0	30	+21,77	🟩
0,7	3,0	0,1	17,0	30	+36,25	🟩
1,7	7,5	0,3	14,0	30	+19,93	🟩
0,3	1,1	0,0	19,7	42	+37,70	🟩
1,5	6,5	0,3	15,8	30	+26,05	🟩
2,4	10,5	0,5	17,0	20	+9,21	🟩
1,6	7,0	0,3	22,5	50	+14,18	🟩
1,1	4,8	0,2	26,5	40	+20,35	🟩
1,8	7,7	0,3	24,1	36	+17,52	🟩
2,8	12,1	0,5	26,0	20	+15,91	🟩
2,6	11,5	0,5	19,0	40	+13,17	🟩
1,2	5,2	0,2	29,3	39	+21,83	🟩
1,5	6,7	0,3	24,8	40	+18,96	🟩
0,7	3,0	0,1	29,5	40	+20,52	🟩
0,1	0,3	0,0	31,2	40	+28,55	🟩
2,0	8,9	0,4	22,3	40	+17,19	🟩
2,0	8,2	0,4	25,5	35	+18,59	🟩
2,1	9,3	0,4	22,6	36	+17,44	🟩
1,8	8,1	0,4	24,2	37	+17,55	🟩

** Bei Lebensmitteln mit besonders hohem Gehalt sind die Mengenangaben grün unterlegt
*** 🟩 erlaubt, 🟧 Inhaltsstoffe beachten, 🟥 nur selten genießen

Lebensmittel (verzehrbarer Anteil)	Kalorien kcal/100 g	Kohlenhydrate * g/100 g	Gesamtfett g/100 g
Weinkäse, Doppelrahmstufe	377	0,0	34,7
Weinkäse, Rahmstufe	309	0,0	26,0
Weinkäse, Vollfettstufe	289	0,0	23,0
Weißlacker, Fettstufe	266	0,0	19,7
Weißlacker, Rahmstufe	323	0,0	27,0
Weißlacker, Vollfettstufe	291	0,0	23,0
Wilstermarsch, Rahmstufe	356	0,0	30,0
Wilstermarsch, Vollfettstufe	319	0,0	25,0

Eier			
Entenei	179	0,7	13,9
Gänseei	179	1,3	13,3
Hühnerei, Eigelb	342	0,3	31,1
Hühnerei, Eiweiß	48	0,8	0,2
Hühnerei, Vollei	152	0,8	11,0
Putenei	168	1,2	12,2

Fette und Öle			
Baumwollsaatöl	882	0,0	99,8
Butter	737	0,6	82,8
Distelöl (Safloröl)	879	0,0	99,5
Entenfett	882	0,0	99,8
Erdnussöl	879	0,2	99,4
Gänsefett/-schmalz	883	0,0	100,0
Haselnussöl	882	0,0	99,8
Heringsöl	882	0,0	99,8
Hühnerfett	883	0,0	99,9

* Bei Lebensmitteln mit hohem KH-Gehalt sind die g/100 g-Angaben rot unterlegt, mittlerer Gehalt: gelb, geringer Gehalt: grün

MCTs (Mittelket-tige Fettsäuren) g/100 g	Einfach ungesättigte Fettsäuren g/100 g	Omega-3-Fettsäuren g/100 g	Protein g/100 g	Magnesium mg/100 g	PRAL mÄq/100 g	Ampel für LCHF
2,4	10,5	0,5	17,0	20	+9,21	🟩
1,8	7,8	0,3	19,2	20	+13,99	🟩
1,6	6,9	0,3	20,8	20	+14,12	🟩
1,4	5,9	0,3	21,8	30	+13,70	🟩
1,9	8,1	0,4	20,0	30	+12,82	🟩
1,6	6,9	0,3	20,8	30	+13,21	🟩
2,1	9,0	0,4	21,8	37	+15,88	🟩
1,7	7,5	0,3	23,4	40	+17,08	🟩
0,0	6,0	0,5	13,1	16	+8,62	🟩
0,0	5,3	0,5	13,9	16	+8,96	🟩
0,0	12,4	1,1	16,2	16	+23,48	🟩
0,0	0,1	0,0	10,7	11	+2,38	🟩
0,0	4,3	0,4	12,7	12	+9,96	🟩
0,0	4,9	0,4	13,7	14	+8,41	🟩
0,4	19,0	1,0	0,0	1	−0,02	🟩
6,0	24,7	1,2	0,7	3	+0,49	🟩
0,0	11,8	0,5	0,0	0	−0,02	🟧
0,0	52,2	1,0	0,0	0	+0,15	🟩
0,1	48,5	0,8	0,0	1	−0,02	🟩
0,0	58,1	1,1	0,0	0	+0,15	🟩
0,0	77,9	0,0	0,0	0	+0,00	🟩
0,2	51,6	13,2	0,0	0	−0,65	🟩
0,2	44,9	1,0	0,0	0	+0,12	🟩

** Bei Lebensmitteln mit besonders hohem Gehalt sind die Mengenangaben grün unterlegt
*** 🟩 erlaubt, 🟧 Inhaltsstoffe beachten, 🟥 nur selten genießen

Lebensmittel (verzehrbarer Anteil)	Kalorien kcal/100 g	Kohlenhydrate * g/100 g	Gesamtfett g/100 g
Kakaobutter	880	0,0	99,6
Kokosfett	881	0,0	99,3
Kürbiskernöl	880	0,0	99,6
Lebertran	883	0,0	99,9
Leinöl	880	0,0	99,6
Maiskeimöl	883	0,0	99,9
Mandelöl	882	0,0	99,8
Margarine aus Maisöl, gehärtet	714	0,5	80,3
Margarine aus Sojaöl	719	0,9	80,5
Margarine, gehärtet	712	0,4	80,3
Margarine, halbfett, Linolsäure <30 %	362	0,4	40,0
Margarine, halbfett, Linolsäure >50 %	362	0,4	40,0
Margarine, halbfett, Linolsäure 30–50 %	362	0,4	40,0
Mayonnaise	728	2,2	80,8
Mohnöl	880	0,0	99,6
Olivenöl	882	0,2	99,7
Palmfett (Palmöl)	877	0,0	99,2
Palmkernfett	879	0,0	99,5
Rapsöl	878	0,0	99,4
Remoulade, 65 % Fett	641	15,2	65,0
Rinderschmalz (Rinderfett)	850	0,0	95,8
Salatmayonnaise, 50 % Fett	482	5,0	52,0
Schweineschmalz (Schweinefett)	881	0,0	99,7
Sesamöl	881	0,0	99,7
Sheabutter	878	0,0	99,3
Sojaöl	877	0,0	99,3
Sonnenblumenöl	882	0,0	99,9
Traubenkernöl	881	0,0	99,7

* Bei Lebensmitteln mit hohem KH-Gehalt sind die g/100 g-Angaben rot unterlegt, mittlerer Gehalt: gelb, geringer Gehalt: grün

MCTs (Mittelkettige Fettsäuren) g/100 g	Einfach ungesättigte Fettsäuren g/100 g	Omega-3-Fettsäuren g/100g	Protein g/100 g	Magnesium mg/100 g	PRAL mAq/100 g	Ampel für LCHF
0,0	32,8	0,5	0,0	0	−0,02	🟩
57,4	6,0	0,0	0,8	0	+0,36	🟩
0,0	23,1	0,6	0,0	0	−0,02	🟩
0,0	48,8	20,2	0,0	0	+0,00	🟩
0,1	18,5	53,6	0,0	1	−0,02	🟩
0,0	25,9	1,0	0,0	0	−0,22	🟨
0,0	64,7	0,2	0,0	0	+0,00	🟩
0,9	36,8	1,8	0,5	3	−0,25	🟥
0,9	36,9	1,8	0,9	3	−0,06	🟨
0,9	39,3	2,1	0,2	13	−0,15	🟥
0,5	18,4	0,9	1,6	1	+0,75	🟨
1,0	7,8	0,3	1,6	1	+0,75	🟨
0,8	10,7	2,2	1,6	1	+0,75	🟨
11,8	33,0	1,8	1,3	6	+1,35	🟩
0,0	12,8	0,9	0,0	0	−0,02	🟩
0,0	71,1	0,7	0,0	0	+0,02	🟩
0,2	38,3	0,3	0,0	1	−0,02	🟨
53,0	13,0	0,0	0,0	0	−0,02	🟩
0,0	55,1	9,5	0,0	1	−0,02	🟩
9,3	24,5	1,2	1,1	3	+1,29	🟩
0,1	47,0	1,6	0,8	3	+0,45	🟩
7,5	19,6	1,0	0,5	2	+0,98	🟩
0,3	45,2	1,0	0,1	1	+0,10	🟩
0,0	39,9	1,0	0,2	0	−0,45	🟩
1,7	43,5	0,3	0,0	50	−2,44	🟩
0,1	24,3	7,0	0,0	0	−0,02	🟩
0,0	22,3	0,5	0,0	1	−0,02	🟨
0,1	16,5	0,5	0,0	0	−0,02	🟩

** Bei Lebensmitteln mit besonders hohem Gehalt sind die Mengenangaben grün unterlegt
*** 🟩 erlaubt, 🟨 Inhaltsstoffe beachten, 🟥 nur selten genießen

Lebensmittel (verzehrbarer Anteil)	Kalorien kcal/100 g	Kohlenhydrate * g/100 g	Gesamtfett g/100 g
Walnussöl	879	0,0	99,5
Weizenkeimöl	881	0,0	99,7

Fische und Meerestiere

Fische

Aal	289	0,0	25,5
Aal, geräuchert	303	0,0	26,8
Anchosen	319	0,0	29,5
Anchovis	319	0,0	29,5
Bachsaibling	97	0,0	2,1
Barsch	82	0,0	0,8
Bückling	212	0,0	15,4
Dornhai (Seeaal, Schillerlocke)	150	0,0	8,3
Flunder	96	0,0	3,2
Flusshecht	83	0,0	0,9
Forelle	111	0,0	3,3
Gelbflossenthun	151	0,0	6,3
Hecht	83	0,0	0,9
Heilbutt	96	0,0	1,6
Hering	202	0,0	14,6
Kabeljau	78	0,0	0,7
Karausche	116	0,0	5,5
Karpfen	116	0,0	4,9
Katfisch (Seewolf, Steinbeißer)	88	0,0	2,1
Köhler	82	0,0	0,9
Lachs	139	0,0	7,0

* Bei Lebensmitteln mit hohem KH-Gehalt sind die g/100 g-Angaben rot unterlegt, mittlerer Gehalt: gelb, geringer Gehalt: grün

MCTs (Mittelkettige Fettsäuren) ** g/100 g	Einfach ungesättigte Fettsäuren *** g/100 g	Omega-3-Fettsäuren** g/100g	Protein g/100 g	Magnesium ** mg/100 g	PRAL mÄq/100 g	Ampel für LCHF ***
0,0	16,2	10,1	0,0	0	−0,02	■
0,0	16,7	6,9	0,0	1	−0,02	■

MCTs (Mittelkettige Fettsäuren) ** g/100 g	Einfach ungesättigte Fettsäuren *** g/100 g	Omega-3-Fettsäuren** g/100g	Protein g/100 g	Magnesium ** mg/100 g	PRAL mÄq/100 g	Ampel für LCHF ***
0,0	14,8	1,0	15,6	20	+10,35	■
0,0	15,6	1,0	16,4	20	+11,03	■
0,0	10,0	1,8	14,4	37	+7,36	■
0,0	10,0	1,8	14,4	37	+7,36	■
0,0	0,7	0,5	19,2	30	+10,44	■
0,0	0,2	0,1	18,4	30	+8,37	■
0,0	7,7	2,1	18,8	31	+10,25	■
0,0	3,0	2,4	18,9	23	+11,74	■
0,0	0,6	0,6	16,7	24	+7,43	■
0,0	0,2	0,2	18,6	28	+9,72	■
0,0	1,0	0,7	20,2	27	+9,51	■
0,0	1,6	1,7	23,4	20	+12,04	■
0,0	0,2	0,2	18,6	28	+9,72	■
0,0	0,4	0,3	20,1	27	+9,44	■
0,0	7,3	2,0	17,9	31	+9,18	■
0,0	0,1	0,2	17,8	29	+7,60	■
0,0	2,6	0,5	16,6	60	+5,43	■
0,0	2,2	0,5	18,0	48	+8,72	■
0,0	0,5	0,4	17,1	27	+8,17	■
0,0	0,2	0,2	18,3	25	+7,69	■
0,0	2,6	1,1	19,0	28	+10,01	■

** Bei Lebensmitteln mit besonders hohem Gehalt sind die Mengenangaben grün unterlegt
*** ■ erlaubt, ■ Inhaltsstoffe beachten, ■ nur selten genießen

Lebensmittel (verzehrbarer Anteil)	Kalorien kcal/100 g	Kohlenhydrate * g/100 g	Gesamtfett g/100 g
Leng	83	0,0	0,6
Makrele	189	0,0	12,8
Meeräsche	116	0,0	4,2
Pelamiden	176	0,0	10,0
Pfeilhecht	108	0,0	2,6
Pollack	75	0,0	0,8
Renke	100	0,0	3,0
Rotbarsch	108	0,0	3,6
Roter Thun	138	0,0	4,9
Rotzunge	76	0,0	1,1
Sardelle (Anchovis)	102	0,0	2,3
Sardine	125	0,0	5,2
Schafskopfbrasse	108	0,0	2,8
Schellfisch	80	0,0	0,7
Schildmakrele	131	0,0	5,6
Schleie	78	0,0	0,7
Scholle	87	0,0	1,7
Schwarzer Heilbutt	178	0,0	14,1
Schwertfisch	116	0,0	4,0
Seehecht	92	0,0	2,5
Seeteufel	74	0,0	1,5
Seezunge	84	0,0	1,3
Sprotte	206	0,0	15,6
Steinbutt	85	0,0	2,0
Stint	89	0,0	1,8
Thunfisch	226	0,0	15,1
Weißer Thun	176	0,0	10,0
Wels	162	0,0	11,3

* Bei Lebensmitteln mit hohem KH-Gehalt sind die g/100 g-Angaben rot unterlegt, mittlerer Gehalt: gelb, geringer Gehalt: grün

MCTs (Mittelkettige Fettsäuren) ** g/100 g	Einfach ungesättigte Fettsäuren ** g/100 g	Omega-3-Fettsäuren ** g/100 g	Protein g/100 g	Magnesium ** mg/100 g	PRAL mAq/100 g	Ampel für LCHF ***
0,0	0,1	0,2	19,0	62	+8,55	■
0,0	4,9	2,3	18,8	28	+9,68	■
0,0	1,0	0,8	19,4	29	+7,81	■
0,0	2,6	2,8	21,5	20	+10,92	■
0,0	0,6	0,5	21,0	30	+11,40	■
0,0	0,1	0,2	16,7	25	+11,59	■
0,0	1,1	0,7	18,1	27	+8,97	■
0,0	0,8	0,6	18,7	29	+9,08	■
0,0	1,3	1,4	23,3	20	+12,76	■
0,0	0,2	0,2	16,4	21	+8,23	■
0,0	0,5	0,8	20,1	41	+7,80	■
0,0	1,0	1,3	19,5	25	+8,83	■
0,0	0,7	0,5	20,6	30	+10,63	■
0,0	0,1	0,2	18,2	34	+7,94	■
0,0	2,3	1,0	20,1	30	+9,55	■
0,0	0,4	0,1	17,7	51	+6,50	■
0,0	0,5	0,3	17,7	23	+8,12	■
0,0	3,6	2,7	13,3	23	+5,94	■
0,0	0,9	0,7	19,8	21	+11,76	■
0,0	0,6	0,8	17,1	25	+6,30	■
0,0	0,3	0,3	14,8	29	+8,76	■
0,0	0,3	0,4	17,9	42	+8,47	■
0,0	7,1	2,4	16,7	28	+7,82	■
0,0	0,4	0,4	16,6	43	+6,67	■
0,0	0,5	0,5	17,9	25	+9,47	■
0,0	3,9	4,1	22,9	38	+10,09	■
0,0	2,6	2,8	21,5	20	+10,92	■
0,0	5,4	1,0	15,3	30	+5,51	■

** Bei Lebensmitteln mit besonders hohem Gehalt sind die Mengenangaben grün unterlegt
*** ■ erlaubt, ■ Inhaltsstoffe beachten, ■ nur selten genießen

Lebensmittel (verzehrbarer Anteil)	Kalorien kcal/100 g	Kohlenhydrate * g/100 g	Gesamtfett g/100 g
Wittling	75	0,0	0,7
Zander	84	0,0	0,7

Meerestiere			
Auster	62	4,1	1,2
Flusskrebs	90	1,2	1,1
Garnele	101	0,9	1,7
Hummer	86	0,5	1,0
Jacobsmuschel	77	5,9	0,9
Klaffmuschel	65	2,6	1,3
Krabben	91	0,7	1,4
Languste	100	1,5	1,5
Miesmuschel	69	3,5	1,4
Pilgermuschel	80	2,4	0,8
Tintenfisch	81	2,0	1,0
Venusmuschel	77	5,9	0,9

Fischprodukte			
Fischbrühe	23	0,7	1,5
Fischkraftbrühe	56	1,8	1,7
Fischfrikadelle, paniert, Tiefkühlprodukt	128	9,9	3,5
Goldbackfisch, paniert, Tiefkühlprodukt	151	5,8	7,3
Heringsrogen	134	1,5	3,0
Heringsfilet Matjesart	204	0,0	15,1
Kabeljaurogen	125	1,9	3,0
Kaviar, echt	261	4,0	15,8
Kaviarersatz	102	1,7	2,5
Lachsrogen	200	1,4	10,4

* Bei Lebensmitteln mit hohem KH-Gehalt sind die g/100 g-Angaben rot unterlegt, mittlerer Gehalt: gelb, geringer Gehalt: grün

MCTs (Mittelket- tige Fettsäuren) ** g/100 g	Einfach ungesättigte Fettsäuren ** g/100 g	Omega-3- Fettsäuren ** g/100 g	Protein g/100 g	Magnesium ** mg/100 g	PRAL mÄq/100 g	Ampel für LCHF ***
0,0	0,2	0,1	17,0	25	+6,04	🟩
0,0	0,2	0,1	19,2	33	+7,33	🟩
0,0	0,1	0,3	8,6	34	+3,40	🟩
0,0	0,2	0,3	18,7	25	+11,94	🟩
0,0	0,4	0,5	20,3	37	+12,01	🟩
0,0	0,2	0,3	18,5	25	+11,10	🟩
0,0	0,1	0,2	11,1	50	+2,30	🟩
0,1	0,1	0,2	10,5	63	+2,57	🟩
0,0	0,3	0,4	18,6	67	+8,88	🟩
0,0	0,3	0,4	20,1	20	+6,85	🟩
0,0	0,3	0,2	10,4	36	+5,34	🟩
0,0	0,1	0,2	15,8	56	+6,95	🟩
0,0	0,1	0,3	15,7	34	+8,06	🟩
0,0	0,1	0,2	11,1	50	+2,30	🟩
0,0	0,6	0,0	1,7	10	−2,49	🟩
0,0	0,7	0,1	8,4	18	+1,55	🟩
0,0	1,0	0,4	14,0	24	+7,06	🟩
0,3	2,2	0,6	15,5	25	+7,55	🟩
0,0	0,6	0,9	24,9	20	+22,00	🟩
0,0	7,5	2,1	17,5	43	+8,98	🟩
0,0	0,6	0,9	22,3	15	+22,74	🟩
0,0	3,3	4,8	25,9	3	+19,85	🟩
0,0	0,5	0,7	17,9	30	+19,07	🟩
0,0	2,0	3,0	25,2	20	+19,02	🟩

** Bei Lebensmitteln mit besonders hohem Gehalt sind die Mengenangaben grün unterlegt
*** 🟩 erlaubt, 🟨 Inhaltsstoffe beachten, 🟥 nur selten genießen

Lebensmittel (verzehrbarer Anteil)	Kalorien kcal/100 g	Kohlenhydrate * g/100 g	Gesamtfett g/100 g
Makrele, geräuchert	199	0,0	13,4
Matjeshering	268	0,0	22,1
Sardellenpaste	195	8,2	11,3
Stockfisch, Tiefkühlprodukt	339	0,0	2,9
Thunfisch, Konserve in Öl	350	0,0	31,4

Fleisch, Geflügel und Fleischprodukte

Rind und Kalb

Hackfleisch, gemischt (Schwein, Rind)	237	0,2	18,2
Kalb	125	0,0	5,3
Kalb, Hackfleisch	149	0,0	7,7
Kalbskäse, Brät	290	0,3	27,6
Rind	157	0,0	8,5
Rind, Bratenfleisch	129	0,0	5,1
Rind, Fett (Talg)	856	0,0	96,5
Rind, Filet	124	0,0	4,2
Rind, Gulasch	129	0,0	5,1
Rind, Kochfleisch	194	0,0	12,1
Rind, Kotelett	134	0,0	4,5
Rindfleisch, getrocknet	501	0,0	26,5
Rindermark	844	0,0	94,9
Rinderroulade	121	0,0	4,3
Rindersteak	150	0,0	6,6

Schwein

Ferkel	177	0,0	10,9
Hackfleisch, gemischt (Schwein, Rind)	237	0,2	18,2

* Bei Lebensmitteln mit hohem KH-Gehalt sind die g/100 g-Angaben rot unterlegt, mittlerer Gehalt: gelb, geringer Gehalt: grün

MCTs (Mittelket- tige Fettsäuren)*** g/100 g	Einfach ungesättigte Fettsäuren*** g/100 g	Omega-3- Fettsäuren** g/100 g	Protein g/100 g	Magnesium ** mg/100 g	PRAL mÄq/100 g	Ampel für LCHF ***
0,0	5,2	2,4	19,7	28	+10,87	
0,0	11,3	3,4	18,0	34	+7,92	
0,0	2,5	0,6	15,4	37	+6,02	
0,0	0,3	1,0	77,3	125	+32,99	
0,0	7,4	3,3	17,9	32	+7,92	
0,0	8,5	0,2	18,5	20	+8,04	
0,0	1,6	0,1	19,3	23	+9,73	
0,0	2,6	0,1	20,0	22	+9,59	
0,1	12,8	0,2	11,1	17	+4,29	
0,0	4,0	0,1	20,0	19	+10,11	
0,0	2,4	0,1	20,7	20	+10,44	
0,1	48,1	1,6	0,8	1	+0,50	
0,0	1,8	0,0	21,5	22	+9,02	
0,0	2,4	0,1	20,7	20	+10,44	
0,0	5,5	0,2	21,4	21	+9,19	
0,0	1,9	0,1	23,1	23	+9,77	
0,0	12,5	0,3	65,8	54	+33,37	
0,1	45,7	1,5	1,5	1	+0,87	
0,0	1,8	0,0	20,6	22	+8,91	
0,0	2,9	0,1	22,6	22	+9,60	
0,0	5,0	0,1	19,9	24	+8,52	
0,0	8,5	0,2	18,5	20	+8,04	

** Bei Lebensmitteln mit besonders hohem Gehalt sind die Mengenangaben grün unterlegt
*** ■ erlaubt, ■ Inhaltsstoffe beachten, ■ nur selten genießen

Fleisch & Geflügel II

Lebensmittel (verzehrbarer Anteil)	Kalorien kcal/100 g	Kohlenhydrate * g/100 g	Gesamtfett g/100 g
Schwein	161	0,0	8,8
Schwein, Bauchspeck	785	0,0	87,3
Schwein, Fett (Schmalz)	881	0,0	99,7
Schwein, Wamme	478	0,0	49,0
Schweinehackfleisch	256	0,0	20,8
Tatar (Schabefleisch)	113	0,0	3,0

Wild und Sonstiges			
Hase	116	0,0	3,1
Hauskaninchen	142	0,0	6,8
Lamm	222	0,0	17,2
Pferd	114	0,4	3,0
Reh	122	0,0	3,6
Ren	172	0,0	9,4
Schnecke	63	2,0	0,4
Wildkaninchen	109	0,0	2,3
Wildkraftbrühe	92	2,7	5,8
Ziege	149	0,0	7,9

Innereien			
Brathähnchen, Herz	125	0,7	5,8
Brathähnchen, Leber	140	5,0	4,7
Entenleber	131	3,5	4,6
Gänseleber	131	5,0	4,3
Kalb, Bries	100	0,0	3,4
Kalb, Herz	105	0,1	4,0
Kalb, Hirn	116	0,5	8,1
Kalb, Leber	136	4,3	4,3

* Bei Lebensmitteln mit hohem KH-Gehalt sind die g/100 g-Angaben rot unterlegt, mittlerer Gehalt: gelb, geringer Gehalt: grün

MCTs (Mittelkettige Fettsäuren) ** g/100 g	Einfach ungesättigte Fettsäuren ** g/100 g	Omega-3-Fettsäuren* g/100 g	Protein g/100 g	Magnesium ** mg/100 g	PRAL mÄq/100 g	Ampel für LCHF ***
0,0	4,0	0,1	20,4	25	+8,69	🟩
0,2	39,6	0,9	3,2	1	+1,66	🟩
0,3	45,2	1,0	0,1	1	+0,08	🟩
0,1	22,8	0,4	11,3	14	+4,43	🟩
0,0	9,8	0,2	17,7	20	+7,52	🟩
0,0	1,3	0,0	21,4	22	+9,31	🟩
0,0	0,5	0,3	21,9	25	+11,59	🟩
0,0	1,2	0,6	20,2	25	+9,78	🟩
0,0	7,5	0,3	17,2	21	+8,70	🟩
0,0	1,3	0,0	21,0	23	+9,58	🟩
0,0	1,5	0,0	22,4	20	+11,09	🟩
0,0	4,5	0,1	21,8	20	+11,28	🟩
0,0	0,1	0,1	12,8	86	+1,21	🟩
0,0	0,4	0,2	21,8	29	+10,15	🟩
0,4	0,7	1,0	7,2	10	+2,72	🟩
0,0	3,3	0,1	19,6	20	+9,23	🟩
0,0	1,7	0,1	17,3	17	+8,32	🟩
0,0	1,1	0,2	19,2	20	+14,73	🟩
0,0	1,0	0,2	18,7	20	+13,41	🟩
0,0	0,9	0,2	18,0	20	+12,76	🟩
0,0	1,1	0,1	17,2	16	+19,51	🟩
0,0	1,1	0,0	17,2	18	+10,21	🟩
0,0	2,0	0,6	10,3	14	+10,58	🟩
0,0	0,8	0,1	19,9	19	+14,99	🟩

** Bei Lebensmitteln mit besonders hohem Gehalt sind die Mengenangaben grün unterlegt
*** 🟩 erlaubt, 🟧 Inhaltsstoffe beachten, 🟥 nur selten genießen

Lebensmittel (verzehrbarer Anteil)	Kalorien kcal/100 g	Kohlenhydrate * g/100 g	Gesamtfett g/100 g
Kalb, Lunge	87	0,0	2,3
Kalb, Milz	94	0,0	2,2
Kalb, Niere	112	1,0	4,9
Kalb, Zunge	175	1,9	11,0
Lamm, Bries	92	0,0	4,0
Lamm, Herz	118	0,2	5,7
Lamm, Leber	134	1,8	5,0
Lamm, Milz	104	0,0	3,9
Lamm, Niere	96	0,8	3,0
Rind, Hirn	129	0,8	9,7
Rind, Leber	135	5,1	3,5
Rind, Lunge	94	0,0	2,7
Rind, Milz	97	0,0	2,4
Rind, Niere	99	0,9	3,4
Rind, Zunge	200	3,7	13,6
Schaf, Herz	161	1,0	10,0
Schaf, Hirn	127	0,8	9,1
Schaf, Leber	128	2,0	4,0
Schaf, Lunge	95	0,0	2,3
Schaf, Milz	108	0,0	4,0
Schaf, Niere	96	0,5	3,0
Schwein, Herz	104	0,4	3,8
Schwein, Hirn	123	0,8	9,0
Schwein, Leber	123	2,1	3,7
Schwein, Lunge	94	0,0	2,9
Schwein, Milz	98	0,0	3,2
Schwein, Niere	106	0,8	4,1
Schwein, Zunge	202	0,5	15,6

* Bei Lebensmitteln mit hohem KH-Gehalt sind die g/100 g-Angaben rot unterlegt, mittlerer Gehalt: gelb, geringer Gehalt: grün

MCTs (Mittelket-tige Fettsäuren) ** g/100 g	Einfach ungesättigte Fettsäuren ** g/100 g	Omega-3-Fettsäuren** g/100 g	Protein g/100 g	Magnesium ** mg/100 g	PRAL mÄq/100 g	Ampel für LCHF ***
0,0	0,5	0,0	16,3	15	+9,89	■
0,0	0,6	0,0	18,3	17	+11,32	■
0,0	1,2	0,0	15,9	16	+10,63	■
0,1	5,3	0,2	17,1	17	+10,09	■
0,0	1,3	0,1	14,0	21	+12,19	■
0,0	1,7	0,2	16,5	21	+8,03	■
0,0	1,3	0,2	20,4	19	+16,30	■
0,0	1,1	0,0	17,2	20	+7,70	■
0,0	0,7	0,1	16,5	17	+10,95	■
0,0	2,5	0,7	9,9	13	+12,01	■
0,0	0,6	0,1	20,4	18	+16,61	■
0,0	0,6	0,0	17,3	14	+11,14	■
0,0	0,7	0,0	18,6	20	+11,30	■
0,0	0,8	0,0	16,0	19	+11,46	■
0,1	6,1	0,2	15,9	17	+7,75	■
0,0	3,0	0,3	16,8	16	+8,48	■
0,0	2,3	0,7	10,7	15	+11,38	■
0,0	1,0	0,2	21,0	20	+17,26	■
0,0	0,5	0,0	18,4	14	+4,74	■
0,0	1,1	0,0	18,0	20	+7,63	■
0,0	0,7	0,1	16,5	17	+11,80	■
0,0	1,0	0,1	16,9	20	+9,71	■
0,0	2,1	0,6	9,8	19	+11,92	■
0,0	0,5	0,1	20,1	21	+15,83	■
0,0	0,7	0,0	16,8	14	+10,82	■
0,0	0,9	0,0	17,1	19	+6,90	■
0,0	1,1	0,0	16,4	18	+11,63	■
0,1	7,3	0,1	15,3	18	+8,84	■

** Bei Lebensmitteln mit besonders hohem Gehalt sind die Mengenangaben grün unterlegt
*** ■ erlaubt, ■ Inhaltsstoffe beachten, ■ nur selten genießen

Lebensmittel (verzehrbarer Anteil)	Kalorien kcal/100 g	Kohlenhydrate * g/100 g	Gesamtfett g/100 g
Geflügel			
Babypute	151	0,0	6,8
Brathähnchen	173	0,0	10,6
Ente	223	0,0	16,9
Fasan	133	0,0	4,8
Gans	344	0,0	31,7
Geflügelbrühe	57	0,5	3,4
Geflügelkraftbrühe	97	0,5	6,8
Poularde	240	0,0	18,4
Pute	216	0,0	15,0
Rebhuhn	222	0,0	9,0
Suppenhuhn	250	0,0	19,8
Taube	263	0,0	19,5
Wachtel	177	0,0	9,9
Wildente	205	0,0	15,2
Wurst			
Aalrauchmettwurst	334	0,2	27,6
Bauernbratwurst	308	0,2	25,6
Bierwurst	257	0,2	23,0
Bockwurst	304	0,3	27,3
Brät	286	0,0	27,1
Bratwurst	280	0,3	26,0
Bratwurst, geräuchert	289	0,2	23,1
Bratwurst, grob	316	0,3	28,2
Braunschweiger Mettwurst	373	0,2	32,9
Bregenwurst	231	0,4	16,9
Bremer Pinkel	209	17,9	10,8

* Bei Lebensmitteln mit hohem KH-Gehalt sind die g/100 g-Angaben rot unterlegt, mittlerer Gehalt: gelb, geringer Gehalt: grün

MCTs (Mittelkettige Fettsäuren) ** g/100 g	Einfach ungesättigte Fettsäuren ** g/100 g	Omega-3-Fettsäuren ** g/100 g	Protein g/100g	Magnesium ** mg/100 g	PRAL mÄq/100 g	Ampel für LCHF ***
0,0	1,9	0,4	22,4	28	+10,89	🟩
0,0	4,2	0,1	19,5	20	+9,33	🟩
0,0	9,0	0,1	18,0	22	+10,54	🟩
0,1	2,3	0,3	22,5	20	+12,96	🟩
0,0	16,8	0,2	15,7	23	+5,89	🟩
0,0	1,5	0,1	6,0	11	+2,30	🟩
0,0	2,9	0,1	8,7	16	+2,20	🟩
0,0	8,4	0,3	19,0	30	+8,86	🟩
0,0	4,2	0,9	20,6	27	+11,13	🟩
0,0	4,1	0,8	35,0	36	+18,33	🟩
0,0	8,7	0,4	18,5	27	+9,28	🟩
0,0	7,8	0,0	22,4	35	+11,56	🟩
0,0	4,1	0,8	21,9	30	+11,37	🟩
0,0	8,3	0,1	17,4	20	+8,93	🟩
0,1	12,9	0,2	22,0	31	+9,20	🟩
0,0	11,6	0,2	19,8	29	+7,35	🟩
0,0	10,8	0,2	13,1	18	+5,66	🟩
0,1	12,8	0,2	15,1	20	+6,55	🟩
0,1	12,4	0,3	11,6	16	+4,89	🟩
0,1	12,1	0,2	12,1	17	+4,92	🟩
0,0	10,5	0,2	20,6	29	+7,80	🟩
0,1	12,9	0,3	16,1	24	+5,84	🟩
0,1	15,3	0,3	20,0	35	+7,67	🟩
0,0	6,8	0,4	19,7	28	+12,07	🟩
0,0	4,7	0,1	9,9	32	+3,57	🟧

** Bei Lebensmitteln mit besonders hohem Gehalt sind die Mengenangaben grün unterlegt
*** 🟩 erlaubt, 🟨 Inhaltsstoffe beachten, 🟥 nur selten genießen

Lebensmittel (verzehrbarer Anteil)	Kalorien kcal/100 g	Kohlenhydrate * g/100 g	Gesamtfett g/100 g
Cabanossi	459	0,3	44,9
Cervelatwurst	379	0,3	33,5
Corned Beef	147	0,0	6,7
Currywurst	280	0,3	26,0
Debreziner	335	0,2	30,7
Deutsche Salami	375	0,2	33,3
Fleischkäse	324	0,3	28,5
Frankfurter Würstchen (Schinkenwurst)	282	0,2	25,2
Frühstücksfleisch	293	0,3	25,7
Geflügelmortadella	178	0,3	10,4
Gelbwurst	290	0,3	27,6
Göttinger Schinkenwurst, roh	296	0,2	25,4
Hausmacher Blutwurst	353	0,6	32,5
Kalbfleischsülze	111	0,2	3,2
Käseschinkenwurst	235	0,2	17,6
Kasseler	174	0,9	11,7
Katenrauchwurst	372	0,2	32,9
Krakauer	305	0,3	27,2
Krakauer, roh	313	0,2	28,4
Landjäger	466	0,4	45,7
Landmettwurst	315	0,2	25,5
Leberwurst, grob	328	1,4	28,4
Lyoner Wurst	273	0,3	24,8
Mettwurst, gekocht	346	0,2	33,6
Mettwurst, luftgetrocknet	341	0,2	29,4
Mettwurst, schnittfest	375	0,2	35,8
Mortadella, norddeutsch	315	0,4	29,9
Norddeutsche Kochmettwurst	293	0,2	24,6

* Bei Lebensmitteln mit hohem KH-Gehalt sind die g/100 g-Angaben rot unterlegt, mittlerer Gehalt: gelb, geringer Gehalt: grün

MCTs (Mittelkettige Fettsäuren) ** g/100 g	Einfach ungesättigte Fettsäuren ** g/100 g	Omega-3-Fettsäuren ** g/100 g	Protein g/100 g	Magnesium ** mg/100 g	PRAL mÄq/100 g	Ampel für LCHF ***
0,1	20,8	0,4	14,9	22	+5,83	🟩
0,1	15,7	0,3	20,0	28	+8,43	🟩
0,0	2,6	0,1	21,7	15	+11,77	🟩
0,1	12,1	0,2	12,1	18	+4,87	🟩
0,1	14,2	0,3	15,5	22	+6,11	🟩
0,1	15,6	0,3	19,7	29	+8,25	🟩
0,1	13,3	0,2	17,4	23	+7,58	🟩
0,0	11,7	0,2	14,5	21	+5,89	🟩
0,0	11,8	0,2	15,9	23	+5,96	🟩
0,0	4,3	0,1	20,7	27	+9,46	🟩
0,1	12,8	0,2	11,1	17	+4,29	🟩
0,0	11,6	0,3	17,4	27	+6,25	🟩
0,1	15,2	0,3	15,6	14	+7,75	🟩
0,0	1,1		20,0	23	+8,20	🟩
0,0	8,2	0,2	19,3	26	+8,68	🟩
0,0	5,4	0,1	16,4	54	+6,00	🟩
0,1	15,3	0,3	19,8	29	+7,96	🟩
0,0	12,6	0,3	15,5	20	+6,38	🟩
0,1	13,2	0,2	15,0	22	+6,02	🟩
0,1	21,3	0,4	15,1	21	+6,31	🟩
0,0	11,8	0,2	21,7	31	+8,88	🟩
0,0	12,6	0,3	17,6	25	+9,11	🟩
0,0	11,5	0,2	13,0	27	+4,85	🟩
0,1	15,8	0,3	11,8	18	+4,93	🟩
0,1	13,6	0,2	19,8	29	+7,90	🟩
0,1	16,6	0,3	14,4	21	+5,72	🟩
0,1	14,0	0,3	12,0	26	+4,44	🟩
0,0	11,2	0,2	18,4	26	+6,91	🟩

** Bei Lebensmitteln mit besonders hohem Gehalt sind die Mengenangaben grün unterlegt
*** 🟩 erlaubt, 🟨 Inhaltsstoffe beachten, 🟥 nur selten genießen

Lebensmittel (verzehrbarer Anteil)	Kalorien kcal/100 g	Kohlenhydrate * g/100 g	Gesamtfett g/100 g
Pfälzer Saumagen	160	7,3	6,9
Pökelwaren Eisbein	155	0,9	9,3
Polnische Bratwurst	311	0,3	26,1
Presswurst	177	0,1	11,2
Rindfleischsülze	141	0,2	3,7
Rostbratwurst	334	0,3	30,2
Salami, fein	364	0,2	31,9
Salami, italienische Art	339	0,3	28,6
Salami, kroatische Art	332	0,3	25,7
Salami, ungarische Art	375	0,3	33,3
Schinkenmettwurst	364	0,2	33,0
Schinkenwurst	301	0,3	28,6
Schinkenwurst, Krakauer Art, roh	308	0,2	27,1
Schinkenwurst, roh	300	0,3	26,0
Schlackwurst	399	0,6	37,5
Schwartenmagen	184	0,7	11,4
Schwarze Graupenwürstchen	244	16,7	15,3
Schwarzwälder Bauernwürstle	349	0,1	31,0
Schwein, Schinken	121	1,1	4,3
Schwein, Schinkenspeck	153	0,0	7,8
Schwein, Schinkenspeck, roh geräuchert	153	0,0	7,8
Schwein, Speck, roh geräuchert	322	0,0	29,2
Teewurst, Rügenwälder Art	303	0,5	25,8
Tiroler	158	0,3	7,0
Weißwurst, Münchener	277	0,3	24,5
Westfälische grobe Mettwurst	319	0,2	28,3
Wiener	312	0,2	28,6
Wollwurst (Geschwollene)	280	0,3	26,0

* Bei Lebensmitteln mit hohem KH-Gehalt sind die g/100 g-Angaben rot unterlegt, mittlerer Gehalt: gelb, geringer Gehalt: grün

MCTs (Mittelkettige Fettsäuren) ** g/100 g	Einfach ungesättigte Fettsäuren ** g/100 g	Omega-3-Fettsäuren ** g/100 g	Protein g/100 g	Magnesium ** mg/100 g	PRAL mÄq/100 g	Ampel für LCHF ***
0,0	3,1	0,1	16,9	31	+3,62	🟩
0,0	4,1	0,1	17,0	25	+6,15	🟩
0,1	12,2	0,2	19,5	28	+8,26	🟩
0,0	5,1	0,1	19,0	26	+7,76	🟩
0,0	1,6	0,0	26,5	26	+12,18	🟩
0,1	14,0	0,3	16,3	23	+6,48	🟩
0,1	14,9	0,3	20,0	28	+8,49	🟩
0,1	13,4	0,2	20,9	29	+8,77	🟩
0,0	12,0	0,2	25,6	36	+10,70	🟩
0,1	15,6	0,3	19,7	28	+8,26	🟩
0,1	15,5	0,3	17,6	26	+7,45	🟩
0,1	13,4	0,2	11,5	24	+4,22	🟩
0,1	12,6	0,2	16,6	24	+6,73	🟩
0,0	12,2	0,2	17,1	25	+7,18	🟩
0,1	17,4	0,3	16,2	23	+6,56	🟩
0,0	4,6	0,1	19,6	72	+6,15	🟩
0,0	6,9	0,1	10,3	30	+3,29	🟧
0,1	14,4	0,3	18,3	27	+7,26	🟩
0,0	2,0	0,0	19,4	22	+10,01	🟩
0,0	3,6	0,1	20,7	23	+9,52	🟩
0,0	3,6	0,1	20,7	23	+9,52	🟩
0,1	13,2	0,3	15,8	19	+5,84	🟩
0,1	12,1	0,2	18,0	24	+7,63	🟩
0,0	3,2	0,1	23,3	31	+9,76	🟩
0,0	11,4	0,2	14,4	20	+6,32	🟩
0,1	13,3	0,2	16,8	23	+7,03	🟩
0,1	13,4	0,2	14,3	20	+6,03	🟩
0,1	12,1	0,2	12,1	17	+4,92	🟩

** Bei Lebensmitteln mit besonders hohem Gehalt sind die Mengenangaben grün unterlegt
*** 🟩 erlaubt, 🟧 Inhaltsstoffe beachten, 🟥 nur selten genießen

Lebensmittel (verzehrbarer Anteil)	Kalorien kcal/100 g	Kohlenhydrate * g/100 g	Gesamtfett g/100 g
Fleischprodukte und Saucen			
Bratensauce, dunkel, Konserve	53	5,4	1,9
Corned Beef, deutsch, Konserve	126	0,2	3,4
Entenpastete	304	7,7	22,6
Fleischbrühe, klar	28	0,6	1,8
Fleischbrühe, Konserve	24	0,4	1,6
Gaisburger Marsch, Konserve	148	13,6	4,7
Gänseleberpastete	250	4,0	18,0
Getrüffelte Gänseleberpastete in der Kruste	246	11,1	13,5
Gulaschsuppe, Konserve	112	2,8	6,5
Hasenpastete	231	0,0	15,6
Hirschpastete	225	0,0	15,3
Huhn in Currysauce, Konserve	149	2,5	9,0
Hühnchencreme, Brotaufstrich	577	3,3	55,7
Hühnerpastete	267	7,8	17,4
Kalbfleischpastete	232	7,6	14,0
Kalbfleischsuppe, Trockenprodukt	147	1,9	9,1
Königsberger Klopse, Konserve	127	3,3	8,9
Labskaus, Konserve	105	7,5	3,8
Lachsschinkenpastete	251	0,6	20,2
Leberknödel, Konserve	158	10,3	7,8
Leberpastete	307	1,2	26,0
Leberpastete mit Champignons	283	1,1	24,7
Markklößchen, Konserve	410	21,9	32,5
Meerrettichsauce, Konserve	50	7,8	0,3
Ochsenschwanzsuppe, gebunden, Konserve	78	1,4	4,1
Ochsenschwanzsuppe, klar, Trockenprodukt	129	1,9	6,9
Pichelsteiner, Konserve	76	2,4	3,2

* Bei Lebensmitteln mit hohem KH-Gehalt sind die g/100 g-Angaben rot unterlegt, mittlerer Gehalt: gelb, geringer Gehalt: grün

MCTs (Mittelkettige Fettsäuren) ** g/100 g	Einfach ungesättigte Fettsäuren ** g/100 g	Omega-3-Fettsäuren ** g/100 g	Protein g/100 g	Magnesium ** mg/100 g	PRAL mÄq/100 g	Ampel für LCHF ***
0,0	0,8	0,0	3,5	8	+0,73	🟩
0,0	1,5	0,0	23,5	22	+11,21	🟩
0,3	10,4	0,2	18,0	23	+9,57	🟩
0,0	0,8	0,0	2,2	10	−2,36	🟩
0,0	0,7	0,0	1,8	9	−2,42	🟩
0,0	2,0	0,1	12,6	24	+3,76	🟧
0,0	7,5	0,3	18,4	25	+11,94	🟩
0,3	4,6	0,2	20,1	25	+12,53	🟩
0,5	2,6	0,1	10,6	20	+2,08	🟩
0,0	6,5	0,3	23,1	30	+11,36	🟩
0,0	7,0	0,1	22,3	28	+10,40	🟩
0,1	3,4	0,1	14,7	18	+6,43	🟩
3,4	17,5	0,8	17,4	27	+7,34	🟩
0,3	6,7	0,2	20,0	23	+9,40	🟩
0,3	5,4	0,2	19,1	26	+8,70	🟩
0,7	3,7	0,1	14,4	19	+5,78	🟩
0,2	3,3	0,1	8,6	14	+3,65	🟩
0,0	1,8	0,1	9,8	18	+1,53	🟩
0,0	9,3	0,2	17,4	40	+6,71	🟩
0,0	3,2	0,1	11,6	18	+6,39	🟩
0,0	11,7	0,2	18,0	23	+10,25	🟩
0,0	11,0	0,3	14,7	21	+7,30	🟩
0,0	15,0	0,6	8,4	14	+5,09	🟧
0,0	0,1	0,1	3,4	20	−4,04	🟩
1,0	1,2	0,0	8,7	13	+3,18	🟩
1,6	2,1	0,1	14,7	20	+5,70	🟩
0,0	1,5	0,1	9,2	15	+2,36	🟩

** Bei Lebensmitteln mit besonders hohem Gehalt sind die Mengenangaben grün unterlegt
*** 🟩 erlaubt, 🟧 Inhaltsstoffe beachten, 🟥 nur selten genießen

Lebensmittel (verzehrbarer Anteil)	Kalorien kcal/100 g	Kohlenhydrate * g/100 g	Gesamtfett g/100 g
Ragout Fin, Konserve	135	1,8	7,6
Rindfleischsuppe mit Nudeln, Trockenprodukt	208	21,4	7,3
Sauce Béarnaise	460	1,6	49,5
Sauce Hollandaise, Konserve	112	5,7	7,8
Schinkenbrät, Terrine	267	1,9	22,2
Suppenfond, Konserve	24	1,0	1,4
Wildgulasch aus Hirschfleisch, Konserve	96	1,4	2,8
Wildpaste, Brotaufstrich	322	1,9	30,1

Getränke			
Alkoholfreie Getränke			
Apfel-Orangenlimonade	36	8,5	0,0
Bier, alkoholfrei (<0,5 % Alkohol)	26	5,4	0,0
Cola Mix	45	8,9	0,0
Colagetränke, coffeinhaltig	61	10,9	0,0
Colagetränke, entcoffeiniert	61	10,9	0,0
Colagetränke, kalorienarm	4	0,1	0,0
Früchtetee	1	0,2	0,0
Früchtetee, getrocknet	353	65,0	4,2
Kaffee	2	0,3	0,0
Kaffeepulver	180	1,5	13,2
Kräutertee	1	0,2	0,0
Limonaden, kalorienarm	3	0,5	0,0
Limonaden, koffeinhaltig	61	10,9	0,0
Limonaden mit Bitterstoffen	31	7,5	0,0
Limonaden mit Fruchtgeschmack	42	10,0	0,0
Limonaden mit Fruchtsäften	50	12,0	0,0

* Bei Lebensmitteln mit hohem KH-Gehalt sind die g/100 g-Angaben rot unterlegt, mittlerer Gehalt: gelb, geringer Gehalt: grün

MCTs (Mittelkettige Fettsäuren) ** g/100 g	Einfach ungesättigte Fettsäuren ** g/100 g	Omega-3-Fettsäuren g/100 g	Protein g/100 g	Magnesium ** mg/100 g	PRAL mÄq/100 g	Ampel für LCHF ***
0,1	2,9	0,1	14,8	18	+7,23	🟩
0,5	2,7	0,1	13,9	31	+6,07	🟨
3,2	15,3	0,9	3,7	12	+1,96	🟩
0,3	2,6	0,2	5,0	8	+3,40	🟩
0,2	10,1	0,2	15,4	23	+5,93	🟩
0,0	0,6	0,0	1,8	11	−2,93	🟩
0,0	1,2	0,0	15,3	17	+7,34	🟩
2,1	9,2	0,5	11,9	16	+5,08	

0,0	0,0	0,0	0,1	10	−0,95	🟨
0,0	0,0	0,0	0,4	8	−0,19	🟨
0,0	0,0	0,0	1,7	2	+0,77	🟨
0,0	0,0	0,0	3,3	1	+1,75	🟨
0,0	0,0	0,0	3,3	1	+1,75	🟨
0,0	0,0	0,0	0,0	1	+0,26	🟨
0,0	0,0	0,0	0,0	1	−0,24	🟩
0,0	0,7	0,3	12,0	280	−12,04	🟩
0,0	0,0	0,0	0,2	6	−1,40	🟩
0,0	1,0	0,4	11,0	208	−32,27	🟩
0,0	0,0	0,0	0,0	1	−0,24	🟩
0,0	0,0	0,0	0,0	2	−0,24	🟨
0,0	0,0	0,0	3,3	1	+1,75	🟨
0,0	0,0	0,0	0,0	2	−0,32	🟨
0,0	0,0	0,0	0,0	2	−0,10	🟨
0,0	0,0	0,0	0,0	2	−0,30	🟨

** Bei Lebensmitteln mit besonders hohem Gehalt sind die Mengenangaben grün unterlegt
*** 🟩 erlaubt, 🟨 Inhaltsstoffe beachten, 🟥 nur selten genießen

Lebensmittel (verzehrbarer Anteil)	Kalorien kcal/100 g	Kohlenhydrate * g/100 g	Gesamtfett g/100 g
Malzbier	55	10,9	0,0
Malzkaffee	2	0,5	0,0
Malzkaffeepulver	314	64,3	3,4
Mate-Tee	0	0,0	0,0
Mate-Tee, getrocknet	152	0,8	5,2
Möhrensaft	25	4,9	0,2
Orangensaftlimonade	29	7,0	0,0
Pfefferminztee	1	0,2	0,0
Pfefferminztee, getrocknet	356	65,5	4,3
Tee, Grün	0	0,0	0,0
Tee, Grün, getrocknet	152	0,8	5,2
Tee, Schwarz, fermentiert	0	0,0	0,0
Tee, Schwarz, getrocknet	152	0,8	5,2
Tomatensaft	16	2,4	0,2
Trinkwasser	0	0,0	0,0
Zichorienkaffee	3	0,7	0,0
Zichorienkaffeepulver	327	69,4	1,6
Zitronen-Orangenlimonade	45	10,9	0,0
Zitronensaftlimonade	29	7,0	0,0

Alkoholische Getränke			
Ananas-Bowle	108	16,7	0,1
Apfelwein	65	7,3	0,0
Apricot-Brandy	306	32,6	0,0
Arrak	231	0,0	0,0
Berliner Weiße mit Schuss	53	6,9	0,0
Bier, alkoholarm (max. 1,5 % Alkohol)	55	10,9	0,0
Bier, Alt (Vollbier), obergärig	41	3,5	0,0

* Bei Lebensmitteln mit hohem KH-Gehalt sind die g/100 g-Angaben rot unterlegt, mittlerer Gehalt: gelb, geringer Gehalt: grün

MCTs (Mittelkettige Fettsäuren) ** g/100 g	Einfach ungesättigte Fettsäuren ** g/100 g	Omega-3-Fettsäuren** g/100 g	Protein g/100 g	Magnesium ** mg/100 g	PRAL mÄq/100 g	Ampel für LCHF ***
0,0	0,0	0,0	0,5	6	−0,28	🟧
0,0	0,0	0,0	0,0	4	−0,39	🟩
0,0	0,4	0,2	5,5	244	−21,51	🟩
0,0	0,0	0,0	0,1	3	−0,45	🟩
0,0	0,3	1,6	25,3	195	−24,16	🟩
0,0	0,0	0,0	0,8	17	−4,82	🟩
0,0	0,0	0,0	0,0	2	−0,22	🟧
0,0	0,0	0,0	0,0	1	−0,24	🟩
0,0	0,7	0,3	12,1	280	−11,91	🟩
0,0	0,0	0,0	0,1	3	−0,45	🟩
0,0	0,3	1,6	25,3	195	−24,16	🟩
0,0	0,0	0,0	0,1	3	−0,45	🟩
0,0	0,3	1,6	25,3	195	−24,16	🟩
0,0	0,0	0,0	0,8	12	−3,79	🟩
0,0	0,0	0,0	0,0	1	−0,09	🟩
0,0	0,0	0,0	0,1	3	−0,67	🟩
0,0	0,2	0,1	7,2	20	−10,09	🟩
0,0	0,0	0,0	0,1	10	−0,86	🟧
0,0	0,0	0,0	0,0	2	−0,22	🟧
0,0	0,0	0,0	0,2	9	−1,93	🟧
0,0	0,0	0,0	0,0	4	−1,94	🟧
0,0	0,0	0,0	0,0	1	+0,02	🟥
0,0	0,0	0,0	0,0	0	+0,14	🟧
0,0	0,0	0,0	0,3	10	−0,20	🟧
0,0	0,0	0,0	0,5	6	−0,28	🟥
0,0	0,0	0,0	0,5	11	−0,05	🟥

** Bei Lebensmitteln mit besonders hohem Gehalt sind die Mengenangaben grün unterlegt
*** 🟩 erlaubt, 🟧 Inhaltsstoffe beachten, 🟥 nur selten genießen

Lebensmittel (verzehrbarer Anteil)	Kalorien kcal/100 g	Kohlenhydrate * g/100 g	Gesamtfett g/100 g
Bier, Einfachbier	20	2,5	0,0
Bier, Export, dunkel	43	3,1	0,0
Bier, Export, hell	44	3,2	0,0
Bier, Kölsch	46	4,0	0,0
Bier mit Limonade	34	5,0	0,0
Bier, Pils, hell	42	3,1	0,0
Bier, Starkbier	60	4,6	0,0
Bier, Vollbier, untergärig	42	3,1	0,0
Bowle (Punsch)	108	16,7	0,1
Burgunder	77	2,3	0,0
Calvados	307	1,5	0,0
Champagner	81	3,9	0,0
Cherry-Brandy	306	32,6	0,0
Cognac	232	1,9	0,0
Curaçao	318	28,3	0,0
Doppelbock	62	3,8	0,0
Eierlikör	285	28,0	7,0
Eisbock	87	3,6	0,0
Eiswein, Beerenauslese (lieblich)	98	5,9	0,0
Erdbeer-Bowle	80	6,3	0,1
Genever	194	0,0	0,0
Gin	263	0,0	0,0
Glühwein	104	14,7	0,0
Grand Marnier	318	28,3	0,0
Hefe-Weizenbier, obergärig	38	3,0	0,0
Himbeergeist	242	0,0	0,0
Kaffee-, Tee-, Kakaolikör	284	32,2	0,3
Kirschwasser	242	0,0	0,0

* Bei Lebensmitteln mit hohem KH-Gehalt sind die g/100 g-Angaben rot unterlegt, mittlerer Gehalt: gelb, geringer Gehalt: grün

MCTs (Mittelkettige Fettsäuren) ** g/100 g	Einfach ungesättigte Fettsäuren ** g/100 g	Omega-3-Fettsäuren** g/100 g	Protein g/100 g	Magnesium ** mg/100 g	PRAL mÄq/100 g	Ampel für LCHF ***
0,0	0,0	0,0	0,1	8	−0,41	rot
0,0	0,0	0,0	0,4	10	−0,23	rot
0,0	0,0	0,0	0,5	8	−0,10	rot
0,0	0,0	0,0	0,4	9	−0,14	rot
0,0	0,0	0,0	0,3	6	−0,02	rot
0,0	0,0	0,0	0,5	10	−0,04	rot
0,0	0,0	0,0	0,7	12	+0,99	rot
0,0	0,0	0,0	0,5	10	−0,04	rot
0,0	0,0	0,0	0,2	9	−1,93	rot
0,0	0,0	0,0	0,2	10	−1,32	gelb
0,0	0,0	0,0	0,0	1	−0,07	grün
0,0	0,0	0,0	0,2	7	−1,02	gelb
0,0	0,0	0,0	0,0	1	+0,02	rot
0,0	0,0	0,0	0,0	1	−0,07	grün
0,0	0,0	0,0	0,0	1	+0,02	rot
0,0	0,0	0,0	0,8	13	+0,24	rot
0,0	2,9	0,1	4,0	4	+3,23	rot
0,0	0,0	0,0	0,8	12	+0,24	rot
0,0	0,0	0,0	0,2	11	−2,20	gelb
0,0	0,0	0,0	0,2	9	−1,70	gelb
0,0	0,0	0,0	0,0	0	+0,00	grün
0,0	0,0	0,0	0,0	0	+0,00	grün
0,0	0,0	0,0	0,2	7	−0,99	gelb
0,0	0,0	0,0	0,0	1	+0,02	rot
0,0	0,0	0,0	0,3	10	−0,13	rot
0,0	0,0	0,0	0,0	0	−0,09	grün
0,0	0,0	0,0	0,1	3	−0,45	rot
0,0	0,0	0,0	0,0	0	−0,09	grün

** Bei Lebensmitteln mit besonders hohem Gehalt sind die Mengenangaben grün unterlegt
*** ■ erlaubt, ■ Inhaltsstoffe beachten, ■ nur selten genießen

Lebensmittel (verzehrbarer Anteil)	Kalorien kcal/100 g	Kohlenhydrate * g/100 g	Gesamtfett g/100 g
Klarer	185	0,0	0,0
Kräuter-, Gewürz-, Bitterlikör	248	10,0	0,0
Madeirawein	167	10,0	0,0
Mandellikör	318	28,3	0,0
Maraschino	318	28,3	0,0
Most	42	1,0	0,0
Portwein	153	12,0	0,0
Rotwein, leicht	71	2,2	0,0
Rotwein, mittel	71	2,2	0,0
Rotwein, schwer	77	2,3	0,0
Rotwein-Punsch	150	21,3	0,1
Rum	231	0,0	0,0
Schillerwein (Rotling)	73	2,5	0,0
Sherry, cream	139	6,9	0,0
Sherry, medium	119	3,6	0,0
Sherry, sweet	139	6,9	0,0
Sherry, trocken	117	1,4	0,0
Stout (Porter)	52	4,2	0,0
Wacholderschnaps	210	0,0	0,0
Weinbrand	232	1,9	0,0
Weingeist	232	1,9	0,0
Weinschorle	37	1,3	0,0
Weißherbst	88	2,4	0,0
Weißsekt	81	3,9	0,0
Weißwein, Auslese (lieblich)	98	5,9	0,0
Weißwein, Kabinett (trocken)	72	0,1	0,0
Weißwein, Spätlese (halbtrocken)	74	2,6	0,0
Weißwein, trocken	72	0,1	0,0

* Bei Lebensmitteln mit hohem KH-Gehalt sind die g/100 g-Angaben rot unterlegt, mittlerer Gehalt: gelb, geringer Gehalt: grün

MCTs (Mittelkettige Fettsäuren) ** g/100 g	Einfach ungesättigte Fettsäuren *** g/100 g	Omega-3-Fettsäuren ** g/100 g	Protein g/100 g	Magnesium ** mg/100 g	PRAL mÄq/100 g	Ampel für LCHF ***
0,0	0,0	0,0	0,0	0	+0,20	🟩
0,0	0,0	0,0	0,0	1	+0,09	🟧
0,0	0,0	0,0	0,0	11	−2,22	🟧
0,0	0,0	0,0	0,0	1	+0,02	🟥
0,0	0,0	0,0	0,0	1	+0,02	🟥
0,0	0,0	0,0	0,0	4	−2,05	🟩
0,0	0,0	0,0	0,2	9	−1,38	🟧
0,0	0,0	0,0	0,2	11	−1,82	🟧
0,0	0,0	0,0	0,2	11	−1,82	🟧
0,0	0,0	0,0	0,2	10	−1,32	🟧
0,0	0,0	0,0	0,5	15	−3,41	🟧
0,0	0,0	0,0	0,0	0	+0,14	🟩
0,0	0,0	0,0	0,1	7	−1,64	🟧
0,0	0,0	0,0	0,3	11	−2,17	🟧
0,0	0,0	0,0	0,1	8	−1,89	🟧
0,0	0,0	0,0	0,3	11	−2,17	🟧
0,0	0,0	0,0	0,2	13	−1,12	🟩
0,0	0,0	0,0	0,3	8	−0,48	🟥
0,0	0,0	0,0	0,0	0	+0,00	🟩
0,0	0,0	0,0	0,0	1	−0,07	🟩
0,0	0,0	0,0	0,0	1	−0,07	🟩
0,0	0,0	0,0	0,1	10	−1,36	🟩
0,0	0,0	0,0	0,1	7	−1,60	🟧
0,0	0,0	0,0	0,2	7	−1,02	🟧
0,0	0,0	0,0	0,2	11	−2,20	🟧
0,0	0,0	0,0	0,2	10	−1,73	🟩
0,0	0,0	0,0	0,1	9	−1,92	🟧
0,0	0,0	0,0	0,2	10	−1,73	🟩

** Bei Lebensmitteln mit besonders hohem Gehalt sind die Mengenangaben grün unterlegt
*** 🟩 erlaubt, 🟧 Inhaltsstoffe beachten, 🟥 nur selten genießen

Lebensmittel (verzehrbarer Anteil)	Kalorien kcal/100 g	Kohlenhydrate * g/100 g	Gesamtfett g/100 g
Wermutwein	126	10,0	0,0
Wermutwein, süß	156	14,0	0,0
Wermutwein, trocken	126	10,0	0,0
Whisky	245	0,1	0,0
Wodka	231	0,0	0,0
Würzkrautlikör	248	10,0	0,0
Zwetschgenwasser	242	0,0	0,0

* Bei Lebensmitteln mit hohem KH-Gehalt sind die g/100 g-Angaben rot unterlegt, mittlerer Gehalt: gelb, geringer Gehalt: grün

MCTs (Mittelket- tige Fettsäuren) ** g/100 g	Einfach ungesättigte Fettsäuren ** g/100 g	Omega-3- Fettsäuren ** g/100 g	Protein g/100 g	Magnesium ** mg/100 g	PRAL mÄq/100 g	Ampel für LCHF ***
0,0	0,0	0,0	0,1	5	−0,75	
0,0	0,0	0,0	0,0	4	−0,59	
0,0	0,0	0,0	0,1	5	−0,75	
0,0	0,0	0,0	0,0	1	+0,07	
0,0	0,0	0,0	0,0	0	+0,16	
0,0	0,0	0,0	0,0	1	+0,09	
0,0	0,0	0,0	0,0	0	−0,09	

** Bei Lebensmitteln mit besonders hohem Gehalt sind die Mengenangaben grün unterlegt
*** ■ erlaubt, ■ Inhaltsstoffe beachten, ■ nur selten genießen

Impressum

© 2017 GRÄFE UND UNZER VERLAG GmbH, München

Projektleitung und Lektorat: bookwise, München
Layout: independent Medien-Design GmbH
Herstellung: Markus Plötz
Repro: Repro Ludwig, Zell am See
Satz: BUCHFLINK Rüdiger Wagner, Nördlingen
Druck und Bindung: Dimograf, Polen
Fotos: Titelbild: Getty Images, U4 links: Fotolia, U4 rechts: Stocksy

ISBN 9-783-8338-6275-5

1. Auflage 2017

 www.facebook.com/gu.verlag

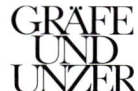

Ein Unternehmen der
GANSKE VERLAGSGRUPPE